住院医师规培辅助教材

常见骨科
术后康复手册

戚少华　张　键　邹方明
主编

复旦大学出版社

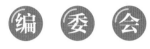

编委会

主　编　戚少华　张键　邹方明

副主编　尹成河　荣宁　余　情

参编人员（按姓氏拼音排序）

陈　静　陈　蓉　陈　鑫　初美玲

何　雷　黄　婷　陆　亮　罗艳茹

覃露明　沈归紫薇　　　　石　杰

苏　洋　孙婷婷　王嘉煜　王　杰

文江湖　吴一鸣　夏　烨　谢维衡

薛子婧　杨　航　余世海　张　婷

康复训练拍摄指导　余世海

插　画　孙超磊

康复治疗专业审校　林岳军

二维码视频提供　吴一鸣

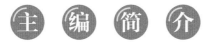

戚少华 康复医学科副主任医师。复旦大学附属中山医院康复医学科、上海市中西医结合康复医学研究所副主任医师。曾任复旦大学附属中山医院骨科康复亚专科主任。现任复旦大学附属中山医院厦门医院康复医学科执行副主任、复旦大学附属中山医院吴淞医院康复医学科学术主任、上海市劳动能力鉴定专家组康复医学专家、上海市徐汇区徐家汇街道社区卫生服务中心康复医学中心学术主任及特邀专家、上海市东海老年护理医院特邀专家、福建省厦门市中医药学会康复分会委员会常务委员、福建省厦门市预防医学会体育运动与健康专业委员会常务委员、福建省厦门市康复诊疗质量控制中心委员。美国纽约雪城大学国际康复医学中心访问学者。研究方向为骨科术后康复。作为第一发明人发明实用新型专利4项；在核心期刊发表论著20余篇；参编康复医学教材及科普书籍若干，其中科普书籍任主编和副主编各一本。获第五届复旦大学中山临床医学院厉树雄教育卫生奖。

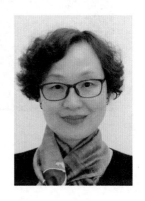

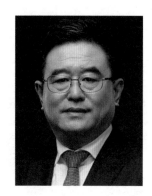

张键 骨科主任医师，博士、博士后导师。复旦大学附属中山医院康复医学科主任、上海市中西医结合康复医学研究所副所长、复旦大学临床医学院康复与运动医学系副主任。担任中国残疾人康复协会神经伤残专业委员会委员，秘书长；中华医学会创伤外科分会委员；中国康复医学会修复重建分会委员；中国中西医结合骨伤科分会康复工作委员会委员；上海市医学会及医师协会物理医学与康复医学分会委员；上海市康复医学会副会长暨上海市康复医学会第六届修复重建康复专业委员会主任委员。主持并完成国家自然科学基金面上项目和上海市卫生局科研课题各 2 项；目前主持国家自然科学基金面上项目及参与科技部国家重点研发计划各一项。在国内核心期刊发表 70 余篇，SCI 收录论文 19 篇。担任美国 *Annals of Plastic Surgery* 杂志编委，课题研究获上海市科技进步特等奖及二等奖各一项，国家科技进步二等奖一项。

邹方明 骨科主治医师,上海市东海老年护理医院副院长。2003 年任黑龙江省塔河县第二人民医院骨科主任。连续 3 年获黑龙江省加格达奇区卫生系统先进个人称号、优秀医务工作者称号。2015 年任上海市东海老年护理医院医务科科长,2022 年任上海东海老年护理医院副院长至今。长期从事骨科及骨科术后康复工作。擅长四肢骨科创伤治疗、关节置换术后、脊柱术后、运动医学微创术后及四肢创伤术后康复治疗。

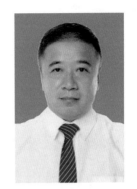

前　言

　　17年前,我在美国纽约雪城大学国际康复医学中心做访问学者期间,印象最为深刻的是,几乎所有骨科术后患者出院时都会得到一本相关手术后的康复训练手册。手册虽为复印件,但有详尽的术后康复训练项目,图文并茂,堪称出院患者的康复指南。回国后有幸一直在骨科康复医学领域沉浸与深耕,不断学习各类骨科手术过程及手术路径,与骨科手术医师也有各种形式的交流,深感术后功能康复的重要性。尤其近10年来,骨科术后快速康复理念的不断深入,手术医师技术的不断精进,为患者术后康复提供了很好的基础。作为康复医学团队之一的康复医学科医师,不仅要了解每一种手术类型的术后康复治疗,更要关注整个手术的围手术期管理,尤其是术后管理。当然,术后功能评价、康复护理、康复辅具及居家环境改造也是整个康复过程中不可或缺的重要部分。基于此,本书分为5个章节:常见骨科手术分类、病例及康复治疗;骨科术后管理及术后功能评价;骨科术后康复护理;骨科康复辅具及骨科术后家庭环境改造。其中,"常见骨科手术分类、病例及康复治疗"共收集了21例常见骨科手术病例,并根据手术分类及术后康复治疗分为4小节,分别为:脊柱术后康复、关节置换术后康复、四肢创伤术后康复、运动医学术后康复。根据读者需求,我们还特意提供了一个二维码,内含数个相关视频,供大家点击收看。本书也可作为住院医师规范化培训康复医学辅助教材供学习。

感谢复旦大学附属中山医院原副院长王国民教授，因为拜读了您的科普大作才促成我此本手册的初心和完成。

感谢本书编写过程中上海市东海老年护理医院、复旦大学附属中山医院、复旦大学附属中山医院闵行梅陇院区、复旦大学附属中山医院吴淞医院、复旦大学附属中山医院厦门医院同仁的大力支持。

感谢一直在康复医学领域辛勤工作的同仁。你们过去是，现在是，将来仍然是我热爱并坚持这个专业的动力。

因个人水平有限，本书难免存在不足之处，敬请提出宝贵意见，一并感谢。

成少华

2024 年 4 月 20 日

目 录

第一章

常见骨科手术分类、病例及康复治疗

第一节　脊柱术后康复

▌病例1　颈椎椎管狭窄、颈椎间盘突出伴神经根病▐

一、简要病史

　　患者,男,48 岁,因"颈痛伴双上肢麻木疼痛一年,加重 5 个月"入院。患者 5 个月前无明显诱因情况下出现颈痛不适伴双上肢麻木、疼痛,休息后稍缓解。后双上肢疼痛、麻木加重,于当地医院就诊。MRI 检查示:C$_{3\sim7}$ 椎间盘中央型后突(图 1-1)。予消炎

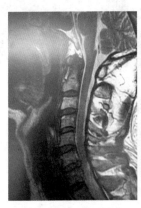 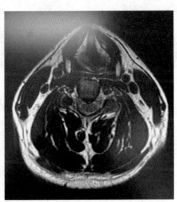

A. 冠状位　　　　　　　　　　B. 矢状面

▲ 图 1-1　术前 MRI

镇痛、肌肉松弛药及营养神经药物治疗,效果不佳。为进一步诊治收住入院。

本科检查:双侧冈上肌压痛(＋),颈部活动度受限,双侧压颈试验(＋),双侧臂丛牵拉试验(＋),双上肢感觉、运动减退,腱反射(＋＋＋),Hoffmann 征(－)。

二、手术名称

$C_{6/7}$ 前入路椎间盘切除伴椎管减压术＋人工椎间盘置换术(图 1-2)。

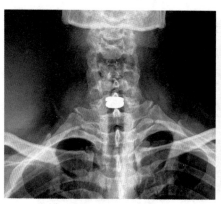 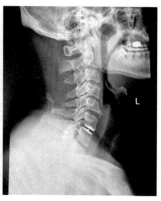

A. 正位　　　　　　　　　　B. 侧位

▲ 图 1-2　术后 X 线片

三、术后康复训练

1. 术后 0～2 周

康复目标:减轻疼痛和肿胀、提高上肢肌力,预防术后并发症。

(1)正确体位摆放:卧床休息、床头抬高 30～40°;可以仰卧、侧卧,侧卧时保持枕头与肩同高,颈椎自然平直中立位。

（2）物理因子治疗:激光照射、消炎镇痛。

（3）颈部主动活动度练习:颈部缓慢小幅度前屈、后伸、侧屈、旋转等运动练习;每组动作 10～20 次,2～3 组/天(图 1-3、1-4)。

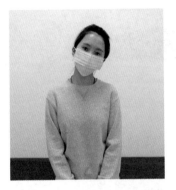

▲ 图 1-3　颈部小幅度侧屈运动练习

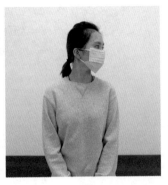

▲ 图 1-4　颈部小幅度旋转运动练习

（4）肩部放松练习:肩关节向前、向后环绕动作练习;每组动作 10～20 次,2～3 组/天(图 1-5)。

（5）手抓握练习:手可抓握弹力器,也可用水瓶、手纸卷替代抓握练习。

（6）踝泵练习:主动最大限度屈、伸踝关节练习;每个动作保持 10～20 秒,10～20 次/组,2～3

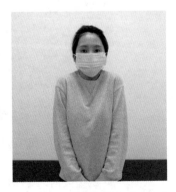

▲ 图 1-5　肩关节向前、向后环绕练习

组/天(图1-6)。

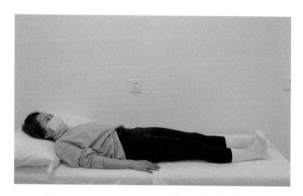

▲ 图1-6　踝泵练习

（7）股四头肌静力练习：伸膝、股四头肌静力性收缩练习；保持10~20秒，10~20次/组，2~3组/天(图1-7)。

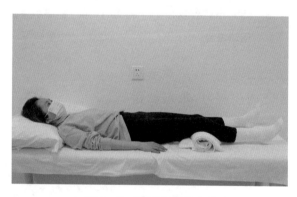

▲ 图1-7　股四头肌静力练习

（8）直腿抬高练习：仰卧在床上，伸直大腿和小腿，将下肢抬离床面，不要求越高越好；保持10~20秒，10~20次/组，2~3组/天(图1-8)。

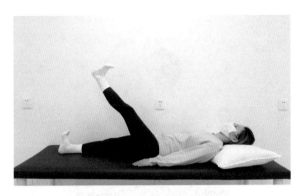

▲ 图1-8　直腿抬高练习

（9）臀桥练习：仰卧位，双膝弯曲，双足置于床面，双上肢置于身体两侧，肘部顶住床面，将腰、臀部尽量上抬，呈"桥"状；保持10～20秒，10～20次/组，2～3组/天（图1-9）。

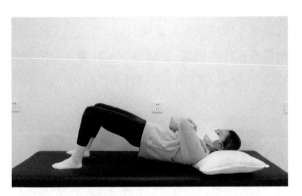

▲ 图1-9　臀桥训练

（10）下地行走：一般情况下，术后1～2天即可起床或下地行走。在家活动一般无须佩戴颈托。如有外出或乘坐交通工具，术后2～3周内，建议佩戴颈托（图1-10）。

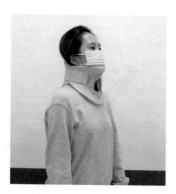

▲ 图 1-10　佩戴颈托方法

2. 术后 3～6 周(维护性活动)

康复目标:增强颈部肌肉力量,增加颈部活动范围基本达到正常。

(1) 重复前一阶段康复训练项目。

(2) 颈部等长抗阻训练:颈部前、左、右侧方抗阻训练;每组动作 10～20 次,2～3 组/天(图 1-11、1-12)。

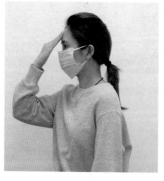

▲ 图 1-11　颈部前侧抗阻训练

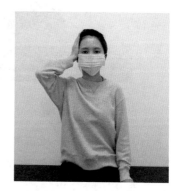

▲ 图 1-12　左、右侧方等长抗阻训练

（3）收下颌动作训练（图 1 - 13）。

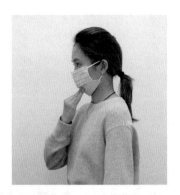

▲ 图 1 - 13　收下颌动作训练

（4）逐步增加颈部主动活动范围训练。

（5）肩胛骨稳定性训练：如坐位、站位肩胛骨后缩、下回旋动作训练（图 1 - 14）；肘关节支撑推墙动作训练，每组动作 10～20 次，2～3 组/天（图 1 - 15）。

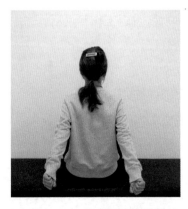

▲ 图 1 - 14　肩胛骨稳定性训练

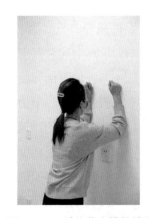

▲ 图 1 - 15　肘关节支撑推墙训练

（6）双上肢力量训练。

（7）胸椎左、右侧灵活性训练，每组动作 10～20 次，2～3 组/天（图 1-16、1-17）。

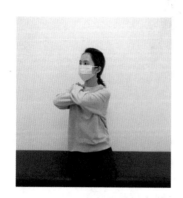 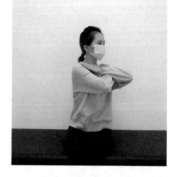

▲ 图 1-16　胸椎右侧灵活性训练　　▲ 图 1-17　胸椎左侧灵活性训练

（8）继续腰腹部核心肌群稳定训练。

3. 术后 7～12 周

康复目标：加强颈部活动度及力量；增强上肢肌力、提高耐力；增加颈部相邻关节的稳定性和协调性，重返工作和生活。

（1）重复上述阶段康复训练项目。

（2）仰卧位颈部屈曲训练。

（3）俯卧位头部上抬、伸展颈部训练（图 1-18）。

（4）坐位颈部侧屈运动训练（图 1-3）。

（5）坐位颈部旋转训练。

（6）肩胛骨稳定性训练："T""V""W"字母操训练（图 1-19）。

（7）斜方肌拉伸训练：主动左、右侧方拉伸颈部，每组动作 10～20 次，2～3 组/天（图 1-20）。

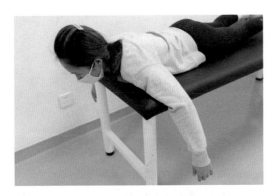

▲ 图 1 - 18 仰卧位颈部伸展训练

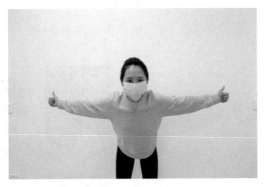

A. "T"字母操训练

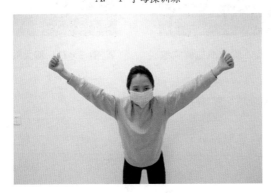

B. "V"字母操训练

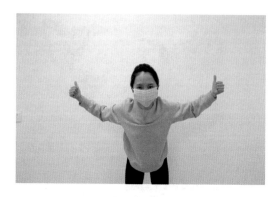

C. "W"字母操训练

▲ 图 1 - 19　肩胛骨稳定性训练

（8）胸大肌拉伸训练：如门框拉伸动作训练（图 1 - 21）。

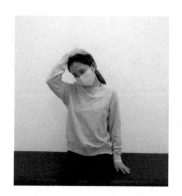

▲ 图 1 - 20　斜方肌拉伸训练

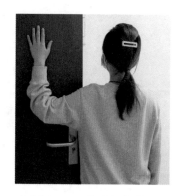

▲ 图 1 - 21　胸大肌拉伸训练

四、康复注意事项

（1）术后早期颈托保护，必要时按手术医师医嘱延长颈托固定及保护时间。术后 2～3 周在家可不戴颈托做小幅度颈部主动活动。

（2）颈椎前路手术患者建议术前3天开始练习气管、食管推移动作。由每次1~2分钟慢慢延长至每次10~15分钟，每天2~3次，以增加术后患者适应感（图1-22）。

（3）术后早期避免颈部大幅度旋转动作。

（4）术后早期避免手提重物。

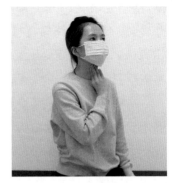

▲ 图1-22　气管、食管推移动作练习

（5）注重相邻关节及四肢（如肩部、腰腹部及上下肢）的活动度及肌力训练。

五、居家康复训练计划

延续前期所有康复训练项目。

六、康复辅具

颈托（软颈）等。

病例2　脊髓型颈椎病

一、简要病史

患者，女，74岁，因"左上肢麻木7年，步态不稳10个月"入院。患者7年前无明显诱因下出现左上肢麻木不适伴颈部僵硬,活动受限。10 个月前患者症状逐渐加重,出现双手精细活动差、步态不稳,脚踩棉花感。颈椎 MRI 检查示:$C_{3/7}$ 椎间盘突出、$C_{3/4}$、$C_{5/6}$ 水平脊髓受压变性、颈椎退变(图 1-23)。为进一步手术治疗,拟脊髓型颈椎病收住入院。

本科检查:腹部束带感、腹部以下及双下肢发冷感,会阴部麻木。左侧肌力:肱二头肌 4 级-、肱三头肌 4 级-、伸腕肌 4 级-、中指屈指肌 4 级;左侧肘前窝外侧、拇指背侧、中指背侧、小指背侧均感觉减退;右侧肌力:肱二头肌 4 级、肱三头肌 4 级、伸腕肌 4 级;中指屈指肌~4 级;右上肢感觉无异常;左侧腱反射(+),左 Hoffmann 征(+)。

二、手术名称

前入路颈椎融合术+颈椎间盘切除伴椎管减压术+脊髓神经根粘连松解术+4~8 个椎骨融合或再融合+塑胶脊椎融合物植入术+椎骨内固定术(图 1-24)。

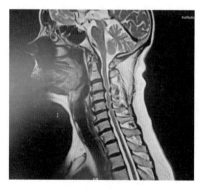

▲ 图 1-23 术前 MRI

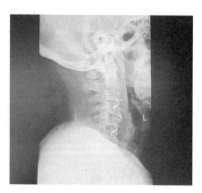

▲ 图 1-24 术后 X 线

三、术后康复训练

1. 术后 0～4 周（最大保护期）

康复目标：减轻疼痛和水肿、手术部位制动、保证融合部位坚强愈合；恢复上肢功能；增强直立耐受；改善心血管耐力及日常生活活动能力（ability of daily life，ADL），维持正确的姿势。

（1）正确体位摆放：卧床休息，床头抬高 30～40°。可以仰卧、侧卧、侧卧时保持枕头与肩同高，颈椎自然平直中立位。颈部离开床面要佩戴颈托，卧床时无须佩戴。

（2）物理因子治疗：如激光照射，消炎镇痛。

（3）呼吸功能训练：如吹气练习（图 1‑25）、腹式呼吸练习（图 1‑26）。

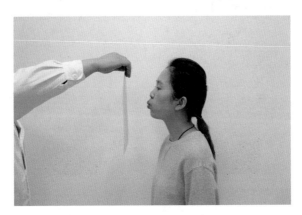

▲ 图 1‑25　呼吸功能训练：吹气练习

（4）肩部放松练习：肩关节环绕运动，前旋、后旋（图 1‑27）动作练习。

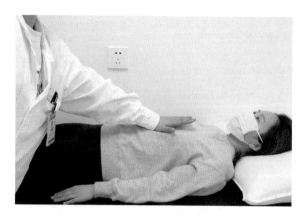

▲ 图 1‑26　呼吸功能训练:腹式呼吸练习

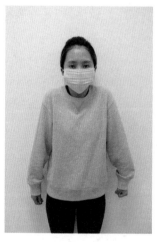 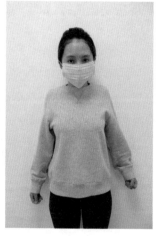

A. 肩关节前旋动作练习　　　　B. 肩关节后旋动作练习

▲ 图 1‑27　肩部放松练习

　　(5) 肩关节不超过 90°内的外旋、外展(图 1‑28)等长抗阻练习;肘、腕及手指等力量练习。

　　(6) 踝泵练习。

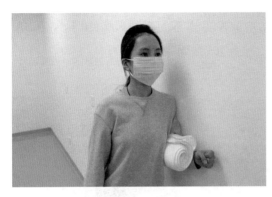 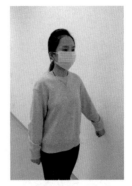

A. 肩关节外旋等长抗阻练习　　　　B. 肩关节外展等长抗阻练习

▲ 图 1-28　双上肢肌力练习:肩关节不超过 90°内练习

（7）股四头肌静力练习。

（8）直腿抬高练习。

（9）臀桥练习。

（10）平衡步态练习:一般情况下,术后 1～2 天即可起床或下地行走,但起床前必须佩戴颈围,然后进行站立平衡练习。特殊情况需按照手术医师医嘱,延迟下地行走时间。

2. 术后 5～8 周(相对保护期,愈合中期)

康复目标:增强颈部肌力、改善胸椎和肩胛骨的灵活性和稳定性、继续增强上肢肌力,改善平衡能力和心血管耐力。

（1）重复前一阶段康复训练项目,颈部继续保护固定。

（2）颈部肌力训练:自我等长抗阻训练。

（3）收下颌动作训练。

（4）肩胛骨稳定性训练:肩胛骨前伸训练、肩胛骨上回旋训练（图 1-29）。

（5）继续上肢力量和协调性训练。

（6）继续平衡训练，增加难度：如双足提踵训练（图 1 - 30）、单腿站立训练（图 1 - 31）、"一字步"训练（图 1 - 32）。

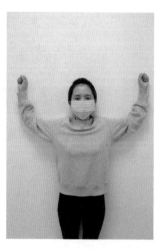

▲ 1 - 29　肩胛骨稳定性训练：背靠墙，肘关节上举下落练习

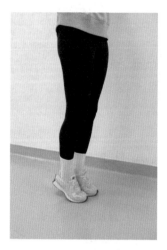

▲ 图 1 - 30　双足提踵平衡训练

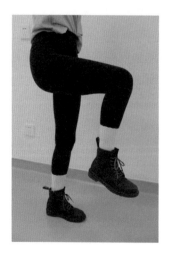

▲ 图 1 - 31　单腿站立平衡训练

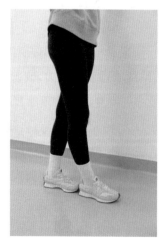

▲ 图 1 - 32　"一字步"平衡训练

（7）步态耐力训练：循序渐进增加步行距离。

3. 术后 9～12 周（愈合期）

目标：恢复颈部肌力和耐力、改善颈椎活动度、腹部核心力量训练；多平面、多方位的上肢运动，保持脊柱中立位。

（1）重复前一阶段康复训练项目。

（2）颈部主动活动度训练：颈部可进行一定范围的主动前屈、后伸、侧屈、旋转等动作训练，特殊情况需遵手术医师医嘱。

（3）颈部肌力和耐力训练：仰卧位颈部屈曲训练、俯卧位头部上抬、伸展颈部训练。

（4）上肢肌力抗阻训练（图 1-33）。

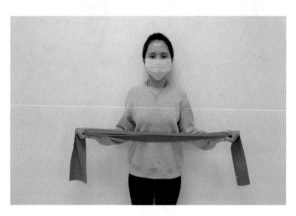

▲ 图 1-33　上肢肌力抗阻训练

（5）进一步肩胛骨稳定性训练："T""V""W"字母操训练（图1-19）。

（6）功能性日常活动训练：如洗脸、刷牙、梳头，喝水等动作训练（图 1-34）。

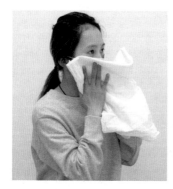

A. 洗脸　　　　　　　　　　B. 刷牙

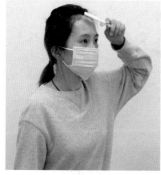

C. 梳头　　　　　　　　　　D. 喝水

▲ 图 1 - 34　功能性日常活动训练

四、康复注意事项

（1）对于颈椎前路手术患者，建议术前 1～3 天前开始练习气管、食管推移动作练习：由每次 1～2 分钟慢慢延长至每次 10～15 分钟，每天 2～3 次，以增加术后患者适应感（图 1 - 22）。

（2）教会患者正确佩戴颈围方式：宽松适度，以一手指空隙为宜。注意颈部皮肤保护。

(3) 在颈椎完全融合之前,佩戴颈围保护。

(4) 术后早期不宜做颈部过度旋转运动。

(5) 术后早期避免手提重物。

(6) 注重邻近关节及四肢(肩部、腰腹部、上下肢)活动度及肌力训练。

(7) 术后积极有效镇痛。

五、居家康复训练计划

延续前期所有康复训练项目。

六、康复辅具

颈托(软颈)等。

▌病例 3 腰椎间盘突出伴椎管狭窄▐

一、简要病史

患者,女,57 岁,因"双下肢疼痛、麻木伴间歇性跛行 3 月余"入院。患者 3 个月前因双侧下肢疼痛麻木伴间歇性跛行至当地医院就诊。MRI 检查示:$L_{3/4}$ 水平椎管狭窄;$L_{4/5}$,L_5/S_1 椎间盘突出;腰椎退变(图 1-35)。即在当地医院康复医学科病房做牵引、物理治疗,药物消肿、消炎镇痛、营养神经等治疗,疼痛、麻木症状未明显缓解。治疗期间二便正常。为进一步诊治收住入院。

本科检查:脊柱生理弯曲存在、腰椎无侧弯,双侧 $L_{3\sim5}$ 脊旁压痛及叩痛(＋),双侧直腿抬高试验及加强实验(＋);双下肢肌力正常,小腿外侧及足背感觉减退,双膝反射(＋＋＋),病理征(－)。

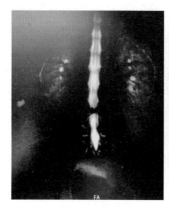
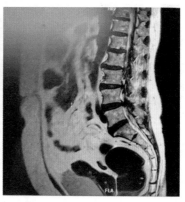

A. 正位   B. 侧位

▲ 图 1-35　术前 MRI

二、手术名称

(后部)腰骶椎椎体间融合、后入路＋腰椎间盘切除伴椎管减压术＋脊神经减压术＋2～3 椎骨融合或再融合＋椎弓根钉内固定术＋塑胶脊神经融合物置入术(图 1-36)。

三、术后康复训练

1. 术后 1～4 周(融合最大保护期)

康复目标:改善下肢症状;增强下肢肌力;激活核心肌群稳定;预防术后并发症;提高日常生活能力。

(1) 穿弹力袜:预防下肢深静脉血栓形成。

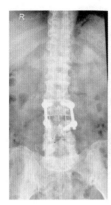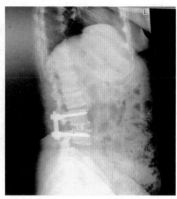

A. 正位   B. 侧位

▲ 图 1 - 36　术后 X 线检查

（2）呼吸功能训练：预防肺部感染、激活核心肌群，如吹气、腹式呼吸练习。

（3）踝泵练习。

（4）股四头肌静力练习。

（5）下肢仰卧位踩自行车练习：仰卧位，双腿轮流做单腿踩自行车练习，10～20 次/组，2～3 组/天。

（6）直腿抬高练习。

（7）臀肌等长收缩练习：患者取仰卧位，夹紧两侧臀部（两侧肌肉收缩时骨盆会略有抬高），保持 10～20 秒，10～20 次/组，2～3 组/天。

（8）卧位上肢抗阻练习：治疗师用弹力带，患者用相反的力做上肢内收、外展、上举、下拉等动作练习，激活核心肌力（图 1 - 37）。

（9）坐骨神经松动术：仰卧、屈髋屈膝；患者抱大腿后方、缓慢伸膝，直到有轻柔的拉伸感（图 1 - 38）。

常见骨科术后康复手册

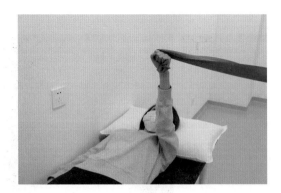

A. 上肢内收

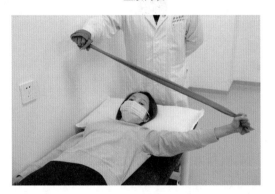

B. 上肢外展

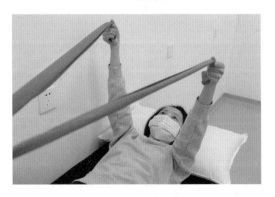

C. 上肢上举

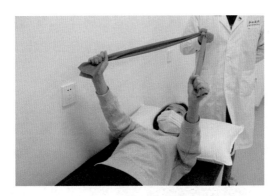

D. 上肢下拉

▲ 图 1-37　卧位上肢抗阻练习:激活核心肌力

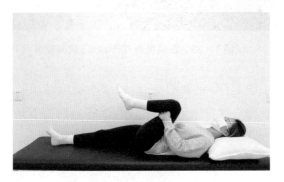

A. 仰卧,屈髋屈膝

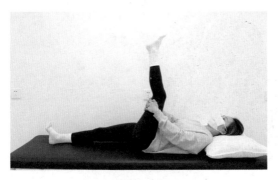

B. 伸膝,直到有轻柔的拉伸感

▲ 图 1-38　神经松动术

（10）正确翻身动作：翻身时尽量使胸背部、腰部及臀部保持在同一直线、微屈髋屈膝，即轴向翻身，避免腰部扭转（图1-39）。

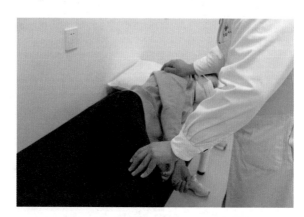

▲ 图1-39　正确翻身动作训练：轴向翻身

（11）正确起床：正确翻身后，腰部不能旋转或侧弯、腹肌紧缩、利用手腕部支撑身体坐在床边，在助行器助力下站立训练（图1-40）。

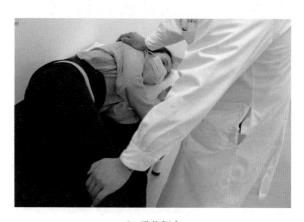

A. 卧位侧身

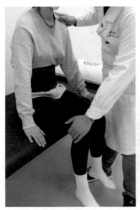 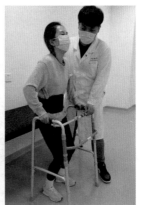

B. 双手支撑坐起   C. 助行器辅助下站立

▲ 图 1-40　正确起床、坐位、站立位训练

（12）佩戴腰围下即可下地行走。有严重骨质疏松症及脑脊液漏患者需遵手术医师医嘱。

2. 术后5～8周（融合相对保护期）

康复目标：进一步增加腰部核心力量；改善肌肉耐力；提高ADL水平，中等强度核心肌群稳定训练。

（1）臀桥训练。

（2）髋关节内收及抗阻训练：伸膝内收髋关节，保持 10～20秒，10～20 次/组，2～3 组/天（图 1-41）；也可用弹力带抗阻训练（图 1-42）。

（3）髋关节外展及抗阻训练：伸膝外展髋关节，保持 10～20秒，10～20 次/组，2～3 组/天（图 1-43）；也可用弹力带抗阻训练（图 1-44）。

（4）卧位侧抬腿训练：侧卧位，一侧下肢做上抬腿动作，保持10～20 秒，10～20 次/组，2～3 组/天（图 1-45）。

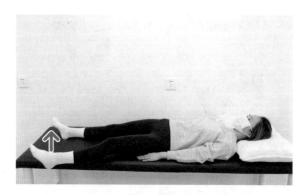

▲ 图 1 - 41　髋关节内收训练

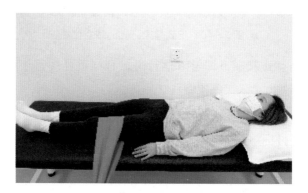

▲ 图 1 - 42　髋关节内收抗阻训练

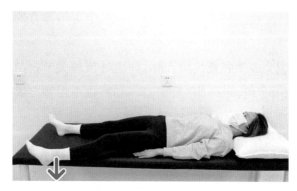

▲ 图 1 - 43　髋关节外展训练

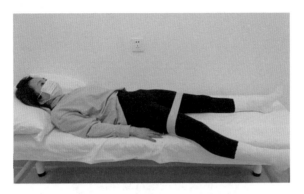

▲ 图 1–44　髋关节外展抗阻训练

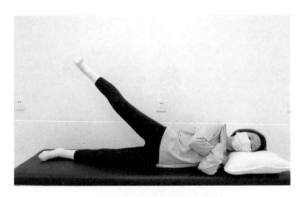

▲ 图 1–45　卧位侧抬腿训练

（5）俯卧位后抬腿训练：俯卧位，一侧下肢做后抬腿动作，不要求抬高床面高度，保持 10～20 秒，10～20 次/组，2～3 组/天（图 1–46）。

（6）四点跪位训练：腰腹部肌肉收紧，脊柱保持水平动作训练（图 1–47）。

（7）站立位训练：屈髋下蹲，弓箭步动作训练（图 1–48）。

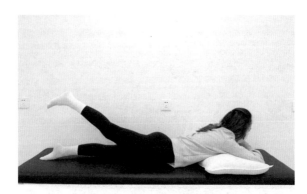

▲ 图 1‑46　俯卧位后抬腿训练

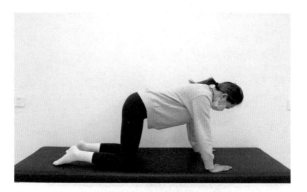

▲ 图 1‑47　四点跪位训练

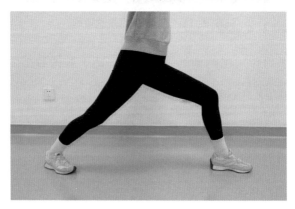

▲ 图 1‑48　站立位训练:弓箭步

（8）有氧耐力训练：功率自行车训练、行走训练，逐步增加步行距离。

3. 术后 9～12 周（融合愈合期）

康复目标：进一步增强核心肌稳定；日常生活活动训练。

（1）卧位训练：单腿臀桥、双腿空中蹬自行车（图 1 - 49）、小燕飞式训练（图 1 - 50）。

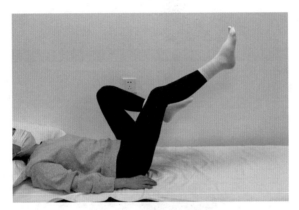

▲ 图 1 - 49　双腿空中蹬自行车训练

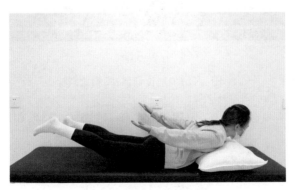

▲ 图 1 - 50　小燕飞式训练

（2）跪位训练：鸟狗式训练（图1－51）。

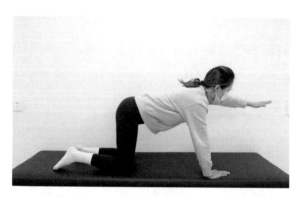

A. 单手支撑跪位

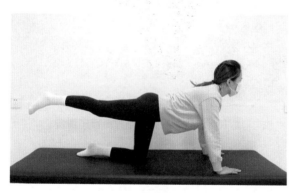

B. 双手支撑跪位

▲ 图1－51　跪位训练：鸟狗式训练

（3）有氧耐力训练：每周150分钟，每周30分钟，每周5天有氧耐力训练。如打太极拳、练八段锦、练瑜伽、步行及做拉伸体操等训练项目。

四、康复注意事项

（1）术后早期指导患者保持正确放松体位。

（2）术后早期指导患者正确翻身，即轴向翻身，保持脊柱不旋转。

（3）教会患者正确佩戴腰带，术后常规佩戴腰带 6～8 周。

（4）多数患者术后 1～3 天在佩戴腰带下即可下地行走。有严重骨质疏松症及术后出现脑脊液漏患者可适当延长下地时间，具体遵手术医师医嘱。

（5）术后早期以保护性姿势及舒适体位为主，中小强度的腹肌腰背肌练习为辅。

五、康复居家训练计划

（1）延续所有前期术后康复训练项目。

（2）坚持腰背肌、腹肌及核心肌群训练 3 个月或更长时间。

（3）逐步延长行走时间及户外活动。

（4）日常腰部自我防护：

1）良好坐姿：选择生物力线良好的座椅；坐位时臀部靠椅背，脚踏地面，髋、膝≥90°；术后早期不可久坐，超过 30 分钟应起身活动。

2）良好站姿：站立时抬头挺胸，避免长时间穿高跟鞋。

3）术后 3 个月避免弯腰，旋转等动作；腰围佩戴下可小范围做屈曲、旋转运动；远距离拿东西可使用持物器；穿鞋子可使用长柄鞋拔或垫脚凳辅助。

4）术后避免弯腰搬重物等动作，减少椎间盘再突出等诱发因素。

六、康复辅具

腰带、鞋拔等。

病例 4　腰椎 L_1 骨折、骨质疏松

一、简要病史

患者,女,76 岁,因"腰痛伴活动受限 2 周余"入院。患者 2 周前无明显诱因下突发腰痛,无双下肢无力、麻木等其他不适。活动时疼痛加剧,休息尤其是卧床后疼痛缓解。否认外伤史。遂来院就诊。腰椎 MRI 检查示:L_1 椎体压缩性骨折、$L_{1\sim5}$ 椎间盘膨出、腰椎退变(图 1-52)。拟诊断"腰椎 L_1 压缩性骨折"收住入院。

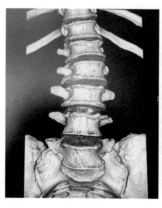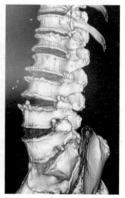

A. 正位　　　　　　　B. 侧位

▲ 图 1-52　术前三维 CT

本科检查:L_1椎体、脊旁压痛(＋),右侧直腿抬高试验(＋),双下肢运动、感觉无异常,膝反射(＋＋),病理征(－)。患者因类风湿骨关节炎,长期使用激素,一直服用骨化三醇及钙片。2年前骨密度检查示:骨质疏松。

二、手术名称

腰椎 L_1 经皮椎体成形术(图1-53)。

三、术后康复训练

1. 术后 1~4 周

康复目标:改善疼痛;保护骨折部位愈合;改善核心肌群稳定,提高日常生活活动能力。

(1) 翻身练习:以滚桶样的方式翻身。床上仰卧位,保持躯干、腰部、骨盆在同一条线上,微屈髋屈膝,在治疗师辅助下,翻

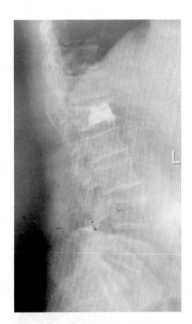

▲ 图1-53　术后X线侧位

身时整体协调一致,肩与骨盆呈一条线,无偏移及扭转,像圆桶一样转身变成侧卧位。

(2) 呼吸练习:如吹气练习、腹式呼吸等练习预防肺部感染,激活核心肌群。

(3) 踝泵练习。

(4) 股四头肌静力练习。

（5）髋关节内收、外展肌力练习。

（6）直腿抬高练习。

（7）臀桥练习。

（8）卧位-坐位-站位转移练习。

（9）术后第1～2天在腰带佩戴下下床站立及行走练习。

2. 术后5～12周

康复目标：进一步增加核心肌群稳定，逐步改善有氧耐力。

（1）重复前一阶段康复训练项目。

（2）侧卧位抬腿动作训练。

（3）俯卧位后抬腿动作训练。

（4）髋关节内收（图1-42）、外展（图1-44）肌力抗阻训练。

（5）站立位训练：屈髋下蹲、侧蹲步训练、弓箭步（图1-48、1-54）。

（6）靠墙静蹲动作训练（图1-55）。

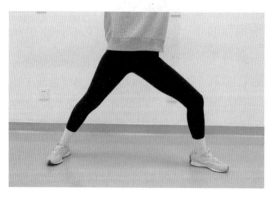

▲ 图1-54 弓箭步训练

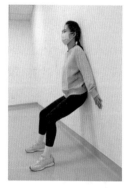

▲ 图1-55 靠墙静蹲动作训练

（7）有氧耐力训练：如功率自行车训练及逐步增加步行距离。

四、康复注意事项

（1）术后康复训练前，应进行康复宣教和心理疏导，帮助患者克服对腰部肌肉用力的恐惧。

（2）术后早期患者需要在卧位下学习滚桶样方式翻身，腰带保护下鼓励尽早下地。

（3）术后早期以保护性的姿势让患者处于腰部放松舒适体位，不强调术后早期腰腹部肌肉力量训练。

（4）术后康复训练频率及强度应逐渐增加。

（5）术后康复训练过程中应避免腰部因训练强度及频率过高引起肌肉疲劳、痉挛及疼痛加剧。

（6）术后康复训练过程中避免脊柱过度前屈和旋转。

（7）进行术后康复训练时应补充钙剂和维生素 D，同时应用抗骨质疏松药物治疗骨质疏松。

五、居家康复训练计划

延续所有前期术后康复训练项目。重点训练腰背肌、腹肌及核心肌群力量；逐步延长下地行走时间和户外运动时间；规范化使用抗骨质疏松药物。

六、辅具

腰带、助行器等。

第二节　关节置换术后康复

▌病例1：股骨颈骨折（全髋关节置换术）▌

一、简要病史

患者，男，78岁，因"摔倒后致左髋关节疼痛伴活动受限1天"入院。患者1天前在浴室意外滑倒后致左髋部疼痛伴活动受限，遂至医院急诊。X线检查示：左侧股骨颈骨质不连续，断端错位，周围软组织肿胀；左股骨颈骨折，右髋关节退变(图1-56)。

本科检查：左髋部肿胀、压痛(＋)、左下肢缩短畸形、纵向叩击痛(＋)，左髋部活动受限；左下肢感觉正常，可扪及足背动脉搏动。

二、手术名称

(左侧)全髋关节置换术(图1-57)。

三、术后康复训练

1. 术后1～3天

康复目标：控制术后肿胀及疼痛；改善患侧下肢肌力及活动度，提高日常生活能力。

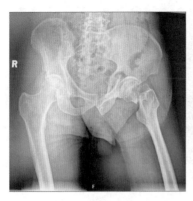

▲ 图 1 - 56 术前 X 线正位

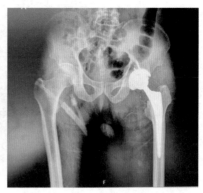

▲ 图 1 - 57 术后 X 线正位

（1）保持患肢正确体位：仰卧位双膝间夹枕，以防髋关节过度内收、内旋（图 1 - 58）；抬高患肢（图 1 - 59）。

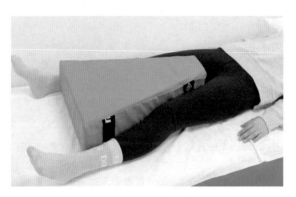

▲ 图 1 - 58 仰卧位双膝夹枕

（2）踝泵练习。

（3）股四头肌静力练习。

（4）足跟滑动练习：患者取仰卧位，足跟沿床面往臀部方向滑

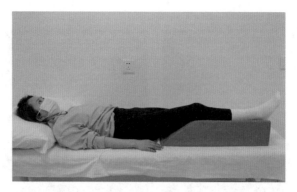

▲ 图 1-59　抬高患肢

动,到小腿屈曲至 $45°$,保持 $10\sim20$ 秒,$10\sim20$ 次/组,$2\sim3$ 组/天
(图 1-60)。

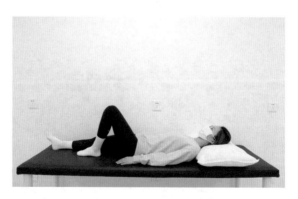

▲ 图 1-60　足跟滑动练习

　　(5)髋周肌力练习:可进行髋关节内收、外展肌力助力练习,
避免髋关节过度内收超过躯干中线。

　　(6)臀肌等长收缩练习。

　　(7)臀桥练习。

（8）直腿抬高练习。

（9）体位转移练习：床旁坐位练习，从卧位到坐位（躯干与大腿大于 90°），防止直立性低血压；床边站立训练，患者由坐位转移至站立位双脚与肩同宽，逐渐将重心由健肢转移至患肢，再将重心维持在正中。站立训练每次 5～10 分钟，每天 2～3 次（图 1 - 61）。

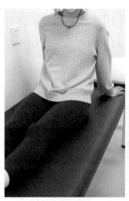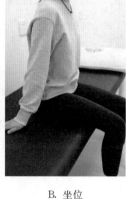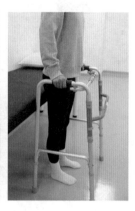

A. 卧位　　　　　　　B. 坐位　　　　　　　C. 站位

▲ 图 1 - 61　体位转移练习

（10）助行器下站立、适量行走训练。注意步态及控制行走时间和距离。

2. 术后 4 天～2 周

康复目标：提高髋关节肌力、减少关节粘连，加强下肢负重能力。

（1）除第一阶段康复练习项目外，着重加强髋周肌力主动或抗阻训练（如屈髋、髋关节外展及内收）。

（2）站立位下肢平衡训练：在助行器辅助下单腿站立、原地踏步训练（图 1 - 62）。

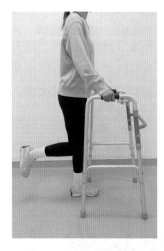

▲ 图 1-62　站立位下肢平衡
　　　　练习

（3）在助行器辅助下步行训练：患者扶助行器进行步行训练。使用三点步态，即先出助行器，再迈患肢，后迈健肢；助行器步行训练为每次10～15分钟，每天2～3次。

3. 术后 3～8 周

康复目标：强化髋周肌力；改善下肢平衡能力；进行日常生活功能训练，如如厕、穿脱鞋袜、上下楼梯、洗澡、坐车等日常生活活动能力训练。

嘱患者定期复查，为回归日常生活及社会作好准备。

（1）单腿平衡训练（图1-31）。

（2）站立位患侧髋关节前屈、外展及后伸训练（图1-63～1-65）；下蹲训练不超过90°。

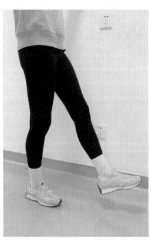

▲ 图 1-63　髋前屈训练

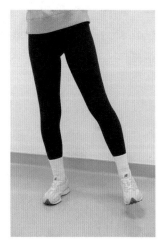

▲ 图 1-64　髋外展训练

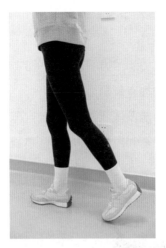

▲ 图 1 - 65　髋后伸训练

（3）上、下台阶训练（图 1 - 66）。

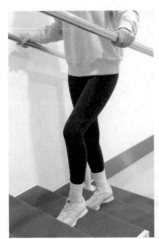 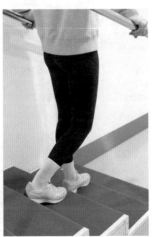

A. 上台阶训练　　　　　　　B. 下台阶训练

▲ 图 1 - 66　上、下台阶训练

（4）步行训练，逐渐增加步行距离。

4. 术后 9 周～3 个月

（1）强化髋周肌力和耐力平衡训练（图 1-67）。

（2）循序渐进增加有氧耐力训练。

（3）改善心肺功能及体能：如功率自行车训练。

（4）增加下肢平衡和协调能力训练：单腿站立、"一字步"及侧走等训练（图 1-68、1-32）。

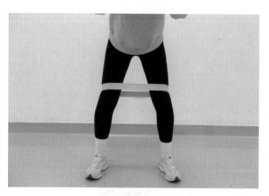

▲ 图 1-67　髋周肌力和耐力平衡训练

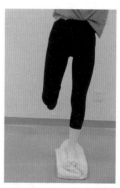

▲ 图 1-68　单腿站立训练

四、康复注意事项

（1）在患者术后康复训练过程中，应遵循个体化、渐进性、全面性 3 个原则。除患肢康复训练外，同时注重健肢、上肢主动活动、呼吸训练以及预康复相关问题咨询，使患者消除忧虑，增强术后康复信心。同时增加术后营养，促进伤口愈合，有效控制疼痛；重视抗骨质疏松治疗。

（2）早期全髋关节置换术后，康复治疗师需遵手术医师医嘱，遵循以下注意事项：

1）髋关节屈曲避免超过 90°：避免过度下蹲、坐矮板凳及软沙发。

2）患侧腿不能跷二郎腿。

3）患侧腿避免内收、内旋等。

4）手术方式后方入路，应避免后、外侧拔鞋跟动作。

（3）上楼时健侧先上，患肢跟上；下楼时患肢先下，健肢跟上。

（4）需要说明的是，以上所有术后康复训练计划和禁忌证是针对后方入路手术方式。

（5）随着手术入路的不断改进和更新，康复治疗师需遵循手术医师医嘱，不断更新术后康复训练禁忌证及注意事项。

五、居家康复训练计划

（1）延续前期所有康复训练项目。

（2）单腿直立训练：患者取站立位（前方有可支撑物保护），双下肢交替抬起大腿至 90°，保持 10～20 秒，10～20 次/组，2～3 组/天。

（3）站立位前侧抬腿训练：患者取站立位，患肢前侧抬腿训练，保持 10～20 秒，10～20 次/组，2～3 组/天。

（4）站立位髋关节外展训练：患者取站立位，髋关节外展训练，保持 10～20 秒，10～20 次/组，2～3 组/天。

（5）站立位髋关节后伸训练：患者取站立位，髋关节后伸训练，保持 10～20 秒，10～20 次/组，2～3 组/天。

（6）靠墙静蹲训练：患者取站立位（前方有可支撑物保护），双脚与肩同宽,脚尖、膝盖朝向正前方,缓缓屈膝 30°～60°(脚尖不超过膝盖,脊柱靠墙),保持 10～20 秒,10～20 次/组,2～3 组/天。

(7)站立位前抬腿抗阻训练:患者取站立位,小腿绑小剂量沙袋,患肢前侧抬腿练习,保持 10～20 秒,10～20 次/组,2～3 组/天(图 1-63)。

(8)站立位髋关节外展抗阻训练:患者取站立位(前方有可支撑物保护),小腿绑小剂量沙袋,髋关节外展训练,保持 10～20 秒,10～20 次/组,2～3 组/天(图 1-64)。

(9)站立位髋关节后伸抗阻训练:患者取站立位(前方有可支撑物保护),小腿绑小剂量沙袋,髋关节后伸训练,保持 10～20 秒,10～20 次/组,2～3 组/天(图 1-65)。

(10)户外独立行走训练:患者逐渐摆脱助行器,进行室内、户外步行训练,步行训练为每次 30 分钟,每天 2～3 次。

(11)准备居家日常生活辅具,如长柄鞋拔、洗澡凳、坐便器等。

(12)家庭生活环境适老化及适能化改造,如光照、厨房及浴室防滑设施、走道扶手栏杆设置等;嘱患者穿合适长短的衣裤及舒适运动鞋,预防跌倒导致假体脱位,或导致假体周围骨折发生。

(13)增加户外活动时间。建议练习传统的功法如打八段锦、太极拳,或有氧耐力运动等。

六、康复辅具

梯形下肢长垫、坐垫、助行器、长柄鞋拔、高位坐便器等。

▌病例 2:股骨颈骨折(股骨头置换术)▌

一、简要病史

患者,女,92 岁,因"左侧髋部疼痛伴活动障碍 1 天"入院。1 天前,患者不慎跌倒致左侧髋部疼痛伴活动受限,当时无头痛、无恶心、呕吐,无意识丧失。急诊 X 线示:左侧股骨颈骨折(图 1 - 69)。

本科检查:左髋部肿胀、压痛(+)、纵向叩击痛(+)、髋部活动障碍,左下肢缩短畸形。

二、手术名称

(左侧)人工双动脉股骨头置换术+(左侧)髋关节切开术(图 1 - 70)。

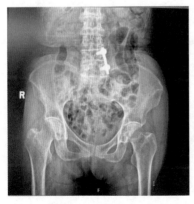

▲ 图 1 - 69 术前 X 线

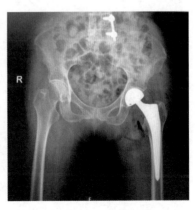

▲ 图 1 - 70 术后 X 线

三、术后康复训练

1. 术后 0～2 周

（1）术后早期保持患肢正确体位：仰卧位双膝间垫枕，以防髋内收、内旋；抬高患肢，消除肿胀。

（2）抬高患肢。

（3）呼吸功能练习：吹气练习、鼓励患者进行腹式呼吸，预防肺部感染。

（4）踝泵练习。

（5）股四头肌等长收缩练习。

（6）足跟滑动练习。

（7）直腿抬高练习。

（8）髋部肌力主动练习：可进行髋部内收、外展及屈曲训练。避免过度内收超过躯干中线、屈髋小于 90°；每个动作保持 10～20 秒，10～20 次/组，2～3 组/天。

（9）体位转移练习：从卧位-坐位-转移至床边-站立位练习。

（10）根据患者全身状况，尽早使用助行器辅助下床行走；学会正确下床、上床、迈步；加强双下肢肌力训练；同时应给予患者心理支持与鼓励。

2. 术后 3～6 周

（1）重复前一阶段康复训练项目。

（2）臀桥训练。

（3）直腿抬高加臀桥运动训练。

（4）髋周肌力抗阻训练：可进行髋部屈曲、内收、外展抗阻肌力训练。避免过度内收超过躯干中线、屈髋小于 90°；每个动作保持 10～20 秒,10～20 次/组,2～3 组/天。

（5）床边站立训练:由坐位转移至站立位双脚与肩同宽,逐渐将重心由健肢转移至术肢,再将重心维持在正中。站立训练为每次 10～15 分钟,每天 2～3 次。

（6）助行器辅助下步行训练:患者扶助行器进行步行训练,使用三点步态,即先出助行器,再迈患肢,后迈健肢。助行器辅助下步行训练为每次 10～15 分钟,每天 2～3 次(图 1 - 71)。

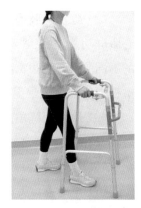

▲ 图 1 - 71 　助行器下步行训练

3. 术后 7～12 周

（1）除维持所有术后 6 周康复训练项目外,应进行日常生活功能训练,如穿脱鞋袜、如厕、坐车、上下楼梯、洗澡等。

（2）嘱患者定期复查,综合评估患者全身状况,为回归家庭和社会作好准备。同时要准备居家日常生活辅具,如长柄鞋拔、洗浴凳、坐便器等。

（3）家庭生活环境适老化及适能化改造,如光照、厨房及浴室防滑设施、走道扶手栏杆设置等。

（4）嘱患者穿长短合适的衣裤及合适尺码的鞋,预防跌倒。

四、康复注意事项

（1）股骨头置换术后患者多为老龄、高龄人群,要注重内科并发症的处理:如营养支持、纠正贫血及低蛋白血症、预防心脑血管疾病、控制肺部及泌尿道感染、预防下肢深静脉血栓、重视抗骨质疏松治疗等。

（2）除了患肢锻炼，应注重健肢、上肢主动活动、腰背肌及核心肌群功能训练、呼吸训练。但对于老龄、高龄患者，在术后康复的不同阶段，应循序渐进，不过度强调康复强度和行走距离，更应重视训练独立日常生活活动能力。

（3）康复训练中的注意事项参照"全髋关节置换手术"。因是老龄、高龄患者居多，可根据患者具体状况，遵循安全性第一、个体化、渐进性、全面性原则。

（4）早期股骨头置换术后，需遵手术医师医嘱，注意以下禁忌证：

1）髋关节屈曲避免超过 90°：避免过度下蹲、坐矮板凳及软沙发。

2）双下肢避免交叉，睡觉和翻身时两腿之间夹软枕。

3）患侧腿不能跷二郎腿。

4）患侧腿避免内收、内旋。

5）手术后方入路的，应避免后外侧拔鞋跟动作。

6）上楼时健肢先上，患肢跟上；下楼时患肢先下，健肢跟上。

五、居家康复训练计划

（1）延续所有前期康复训练项目。

（2）单腿直立训练：患者取站立位（前方有可支撑物保护），双下肢交替抬起大腿至 90°，保持 10～20 秒，10～20 次/组，2～3 组/天。

（3）站立位前侧抬腿训练：患者取站立位，患肢前侧抬腿训练，保持 10～20 秒，10～20 次/组，2～3 组/天。

（4）靠墙静蹲训练：患者取站立位（前方有可支撑物保护），双脚与肩同宽，脚尖、膝盖朝向正前方，缓缓屈膝 30°～60°（脚尖不超过膝盖，脊柱靠墙），保持 10～20 秒/组，10～20 次/组，2～3 组/天。

（5）站立位前抬腿抗阻训练：患者取站立位，小腿绑小重量沙袋，患肢前侧抬腿训练，保持 10～20 秒，10～20 次/组，2～3 组/天（图 1 - 63）。

（6）站立位髋关节外展抗阻训练：患者取站立位（前方有可支撑物保护），小腿绑小重量沙袋，髋关节外展训练，保持 10～20 秒，10～20 次/组，2～3 组/天（图 1 - 64）。

（7）站立位髋关节后伸抗阻训练：患者取站立位（前方有可支撑物保护），小腿绑小重量沙袋，髋关节后伸训练，保持 10～20 秒，10～20 次/组，2～3 组/天（图 1 - 65）。

（8）户外独立行走训练：患者逐渐摆脱助行器，进行室内、户外步行训练，逐渐增加步行距离。

（9）准备居家日常生活辅具，如长柄鞋拔、洗澡凳、坐便器等。家庭生活环境适老化及适能化改造，如光照、厨房及浴室防滑设施、走道扶手栏杆设置等；嘱患者穿合适长短的衣裤及合适尺码的鞋，预防跌倒、导致假体脱位，或导致假体周围骨折发生。

六、康复辅具

梯形长垫、坐垫、助行器、长柄鞋拔、高位坐便器等。

▌病例 3：股骨假体周围骨折、骨质疏松症▐

一、简要病史

患者，女，86 岁，因"右侧髋关节置换术后 4 年，跌倒后致右侧髋部疼痛3天"入院。患者4年前因"股骨颈骨折"行右侧全髋关节置换手术,术后恢复良好。3天前不慎跌倒出现右髋部疼痛伴活动受限,无肢体麻木、痉挛、瘫痪等症状。即来医院行髋关节三维重建CT示:右侧人工髋关节置换术后、右侧股骨上段人工假体周围骨折(图1-72)。为求进一步手术治疗收住入院。

本科检查:右髋部肿胀,压痛(+),纵向叩击痛(+),右下肢缩短畸形。

二、手术名称

全髋关节假体翻修术(图1-73)。

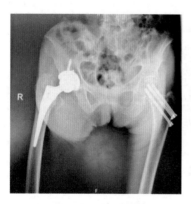 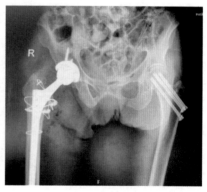

▲ 图1-72　假体翻修前CT　　　▲ 图1-73　假体翻修后CT

三、术后康复训练

1. 术后1～4周

(1)保持患肢正确体位:仰卧位双腿间垫枕、以防髋关节过度内收、内旋(图1-58)。

（2）抬高患肢。

（3）踝泵练习。

（4）股四头肌静力收缩练习。

（5）足跟滑动练习。

（6）臀肌等长收缩练习。

（7）直腿抬高练习。

（8）髋周肌力练习。

（9）臀桥练习。

（10）上肢肌力训练，激活核心肌群。

2. 术后5～8周

（1）除前阶段康复训练外，加强髋关节屈髋、外展、内收、侧抬腿下肢动作训练。训练方法一定要正确，不要幅度过大，防止髋关节再次脱位。

（2）加强腰背肌、腹肌等核心肌群训练。

（3）负重下地时间需遵手术医师医嘱。

3. 术后9～12周

（1）加强髋周屈曲、外展、内收肌力训练及抗阻训练（图1-74、1-42、1-44）。

（2）加强腰背肌、腹肌等核心肌群训练。

（3）假体周围骨折患者一般有较严重的骨质疏松；髋周肌肉及软组织因第二次手术进一步弱化，故负重下地时间需遵手术医师医嘱。

四、康复注意事项

（1）重视康复健康宣教，使患者消除手术后康复忧虑，增强术

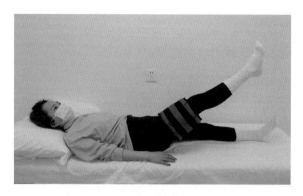

▲ 图1-74　髋关节屈曲抗阻训练

后康复信心。

（2）术后增加营养、高蛋白饮食，促进伤口尽早愈合；控制术后肿胀疼痛。

（3）在患者术后康复中，应遵循个体化、渐进性、全面性三大原则，尤其注重康复训练过程中的安全性。

（4）除了术肢锻炼，同时注重健肢、上肢主动活动及呼吸功能训练。

（5）对于股骨假体周围骨折、全髋关节假体翻修术后患者，术后注意事项参照全髋关节置换手术。但因二次手术，再加上患者同时伴有严重骨质疏松，更应考虑患者髋部肌肉及周围软组织弱化、肌少症等因素，故应积极抗骨质疏松治疗及关注肌少症治疗。

（6）整个康复训练过程强调循序渐进，以加强髋周肌肉力量为主，防止髋关节脱位，预防跌倒发生。

（7）股骨假体周围骨折、全髋关节假体翻修术后康复，参照全

髋关节置换术后康复训练注意事项,严格遵手术医师医嘱,注意以下禁忌证:

1)术后早期康复阶段,双下肢避免过度内收、内旋及交叉,睡觉和翻身时两腿之间夹软枕。

2)术后早期康复阶段,髋关节屈曲避免超过 90°;避免过度下蹲、坐矮板凳及软沙发。

3)术侧腿避免跷二郎腿。

4)术侧腿避免过度外展、外旋。

5)后入路手术患者,应避免后外侧拔鞋跟动作。

6)上、下楼梯训练,应上楼时健肢先上,术肢跟上;下楼时术肢先下,健肢跟上。

7)下地负重程度及时间需遵手术医师医嘱。

8)定期复查假体情况。

五、居家康复训练计划

(1)术后 3 个月,随访骨科手术医师。依据影像学检查结果,在手术医师的综合评估下,完全负重下地行走。

(2)积极抗骨质疏松治疗。

(3)渐进性负重行走训练。遵手术医师医嘱:患者先部分负重下地行走→再在助行器辅助下行走→逐渐摆脱助行器→进行室内、户外步行训练,步行训练为每次 30 分钟,每天 2~3 次。

(4)进行日常生活能力训练,如如厕、穿脱鞋袜、坐车、洗澡等日常生活活动能力训练。

(5)单腿直立训练:患者取站立位,双下肢交替抬起大腿至90°,保持 10~20 秒,10~20 次/组,2~3 组/天(图 1-31)。

（6）站立位前侧抬腿抗阻训练：患者取站立位，患肢小腿绑小重量沙袋，前侧抬腿，保持 10～20 秒，10～20 次/组，2～3 组/天（图 1-75）。

（7）站立位髋关节外展抗阻训练：患者取站立位，患肢小腿绑小重量沙袋，髋关节外展训练，保持 10～20 秒，10～20 次/组，2～3 组/天（图 1-76）。

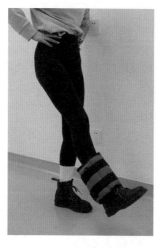

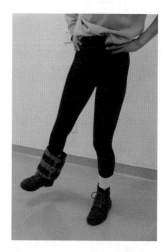

▲ 图 1-75　站立位前侧抬腿抗阻训练　　　　▲ 图 1-76　站立位髋关节外展抗阻训练

（8）站立位髋关节后伸抗阻训练：患者取站立位，患肢小腿绑小重量沙袋，髋关节后伸训练，保持 10～20 秒，10～20 次/组，2～3 组/天（图 1-77）。

（9）上、下台阶训练（图 1-66）。

（10）靠墙静蹲训练：患者取站立位（前方有可支撑物保护），双脚与肩同宽，脚尖、膝盖朝向正前方，缓缓屈膝 30°～60°（脚尖不

超过膝盖,脊柱挺直靠墙),保持 10～
20 秒,10～20 次/组,2～3 组/天。

(11)静态功率车训练。

(12)本体感觉及平衡训练,如
"一字步"训练、侧走步训练及有人陪
伴下复杂路况步行训练。

(13)准备居家日常生活辅具,如
长柄鞋拔、洗澡凳、坐便器等。家庭
生活环境适老化及适能化改造,如光
照、厨房及浴室防滑设施、走道扶手
栏杆设置等;嘱患者穿合适长短的衣
裤及合适尺码鞋,预防跌倒。

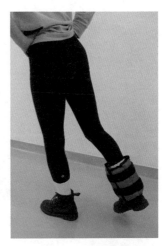

▲ 图 1-77　站立位髋关节后
伸抗阻训练

六、康复辅具

梯形长垫、坐垫、助行器、长柄鞋拔、高位坐便器等。

▌病例 4:膝骨关节炎▐

一、简要病史

患者,女,72 岁。因"右膝疼痛伴活动受限 10 余年,进行性加
重 6 个月"入院。患者 10 年前出现右膝关节疼痛伴活动受限,近 6
个月来进行性加重。在社区医院做物理治疗、制动休息、外用中药
膏药等效果不佳。后去三甲医院就医,予口服消炎镇痛药及非阿

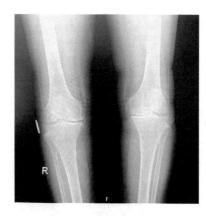

▲ 图 1-78 术前 X 线

片类止痛药,休息时缓解,行走时疼痛加剧,并伴膝关节内翻畸形(O 型腿),步态不稳。膝关节 X 线及 CT 检查均示:膝关节退行性变、间隙变窄,骨质增生(图 1-78)。为进一步手术治疗收住入院。

本科检查:右膝关节内翻畸形、肿胀、压痛(+),膝关节活动度受限;下肢感觉、运动正常;下肢无肿胀、足背动脉搏动正常。

二、手术名称

右膝关节置换术(图 1-79)。

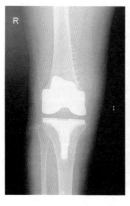

A. 正位

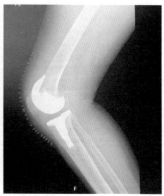

B. 侧位

▲ 图 1-79 术后 X 线

三、术后功能评估

采用 KSS(Keen society score)评分进行临床评分。

1. 关于主诉疼痛评分(50 分)

平地行走:无痛(35 分);√轻度或偶尔疼痛(30 分);中度疼痛(15 分);重度疼痛(0 分)。

爬楼梯:无痛(15 分);√轻度或偶尔疼痛(10 分);中度疼痛(5分);重度或偶尔疼痛(0 分)。

2. 稳定性(25 分)

内外侧位移:√<5 mm(15 分);6~9 mm(10 分);10~14 mm(5 分);>15 mm(0 分)。

前后方位移:√<5 mm(10 分);5~10 mm(5 分);>10 mm(0 分)。

3. 活动范围(25 分)

评分标准为每 5°=1 分,共 25 分。

ROM(屈伸):0~100°√(20 分)。

4. 缺陷(扣分)0 分

包括过伸、屈曲挛缩、力线畸形(内/外翻)、休息时疼痛(轻度疼痛、中度疼痛、重度疼痛)等。

5. 临床总分:上述 4 项合计 85 分。

6. 结果评级

√优:85~100 分;良 70~84 分;可 60~69 分;差<60 分。

四、术后康复训练

1. 术后 1~3 天

康复目标:控制术后疼痛肿胀,预防膝关节粘连及下肢深静脉血栓形成。

（1）抬高患肢（图1-59）。

（2）冷敷（间歇性）（图1-80）。

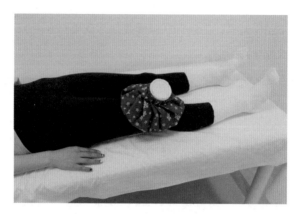

▲ 图1-80 冷敷（间歇性）

（3）踝泵练习（图1-6）。

（4）股四头肌等长收缩练习（图1-7）。

（5）被动伸膝练习（图1-81）。

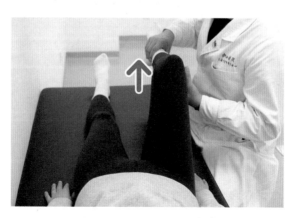

▲ 图1-81 被动伸膝练习

（6）卧位辅助屈膝练习：卧位、两腿交叉、健侧足跟抵于术侧小腿前下方做屈膝向臀部滑行运动，当滑行运动至最大膝关节屈曲角度（以患者疼痛耐受为标准）时，保持 10～20 秒，伸膝放松 5～10 秒；10～20 次/组，2～3 组/天（图 1‑82）。

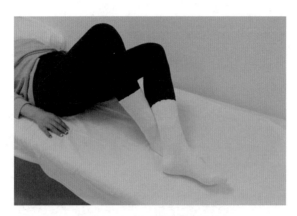

▲ 图 1‑82　辅助屈膝练习

（7）卧位主动屈膝练习（图 1‑83）。

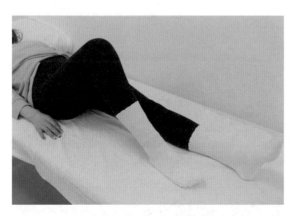

▲ 图 1‑83　主动屈膝练习

（8）直腿抬高练习（图1-8）。

（9）臀桥练习（图1-17）。

（10）根据体力适当下地，控制行走时间。

2. 4天～2周

康复目标：患侧膝关节伸直、屈曲目标：0/100°（±）5°。

（1）重复前3天的康复训练内容。

（2）坐位辅助伸膝训练（图1-84）、主动伸膝训练（图1-85）。

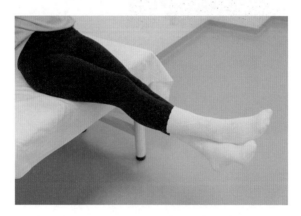

▲ 图1-84 坐位辅助伸膝训练

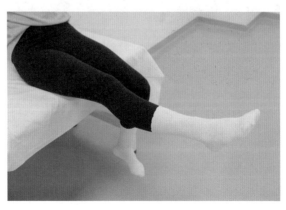

▲ 图1-85 主动伸膝训练

（3）坐位辅助屈膝训练（图 1－86）、主动屈膝训练（图 1－87）：坐位、两腿交叉、健侧足跟抵于术侧小腿前下方做屈膝向后运动，当运动至最大膝关节屈曲角度（以患者疼痛耐受为标准）时保持 10～20 秒，伸膝放松 5 秒；10～20 次/组，2～3 组/天。

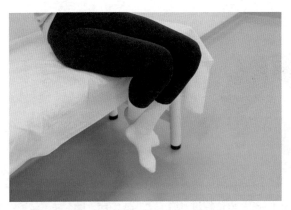

▲ 图 1－86　坐位辅助屈膝训练

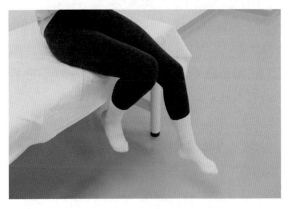

▲ 图 1－87　主动屈膝训练

（4）单腿站立训练（助行器辅助下）（图1-62）。

（5）坐位转移训练（图1-88）、站位转移体位训练（图1-89）。

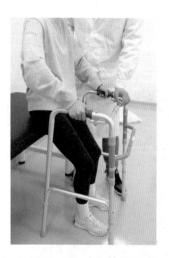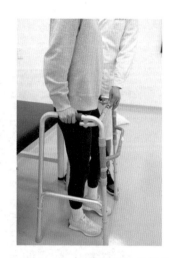

▲ 图1-88　坐位转移训练　　▲ 图1-89　站位转移体位训练

（6）步行训练，不强调步行距离（图1-71）。

（7）积极有效控制疼痛。

3. 3～12周

康复目标：增加膝关节活动度，目标是0～120°；改善膝关节肌力及耐力，改善下肢平衡和本体感觉。

（1）继续膝关节屈伸活动度训练。

（2）下肢肌力及抗阻训练：站位髋前屈、外展、后伸、屈髋屈膝肌力及抗阻训练。

（3）下肢耐力训练：逐渐增加步行距离。

（4）下肢平衡协调训练。

五、康复注意事项

（1）术后第 2 天即可在康复治疗师指导保护下，做膝关节屈伸活动度训练。

（2）术后康复训练后冷敷，抬高患肢，消除肿胀及疼痛。

（3）重视术后屈曲、伸直活动度训练。

（4）重视适度康复训练。术后早期过度康复训练会加重手术创伤性反应，不利于伤口愈合。尤其是术后前 3 天，过多的术侧膝关节屈曲活动和下地步行，不利于伤口愈合、膝关节疼痛肿胀控制及功能恢复，所以要控制运动强度。

（5）术后积极有效镇痛。住院期间因多模式镇痛（静脉/皮下/口服），早期康复训练疼痛不明显。出院后随着康复训练及行走时间延长，疼痛可能加剧。根据患者疼痛程度，可口服、外用药物联合使用，也可辅助物理因子消炎镇痛。

（6）术后用拜瑞妥常规抗凝治疗 2 周。

六、居家康复训练计划

延续所有前期术后康复训练项目。重点术侧膝关节屈曲、伸直活动度训练；上、下楼梯康复训练；适当延长行走距离，积极有效术后镇痛。

七、康复辅具

长形垫枕、助行器等。

第三节 四肢创伤术后康复

病例1：肱骨近端骨折

一、简要病史

患者，女，75岁，因"摔倒致左上肢疼痛伴活动障碍1天"入院。患者1天前不慎摔倒致左肩着地，否认头部着地、意识丧失等。即刻左上肢疼痛伴活动障碍。当地医院X线片及肩关节三维CT示：左侧肱骨头、肱骨干骨折，左肩关节退变（图1-90）。为进一步手术治疗收住入院。

本科检查：肩关节肿胀、压痛（＋），肩关节外展、内收、上举、后伸均受限。

二、手术名称

（左侧）肱骨骨折切开复位钢板内固定术（图1-91）。

三、术后康复训练

1. 术后1～2周

康复目标：减轻患肢肿胀疼痛；维持邻近关节的活动度；注意保护内固定，避免并发症。

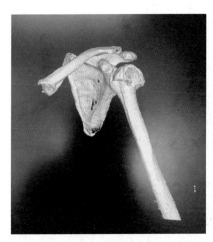

▲ 图1-90 术前CT

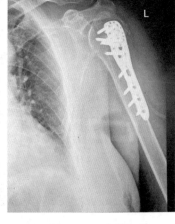

▲ 图1-91 术后X线

（1）术后48小时内应密切观察上肢及手指血液循环和感觉情况，如患肢的颜色、温度、肿胀程度及指端有无麻木等。

（2）卧位时患肢用枕头垫高，使肩关节维持在外展、前屈的功能位，保护肩关节功能（图1-92）；促进血液及淋巴回流，减轻肿胀；侧卧位时，使患侧肩与躯干平行。

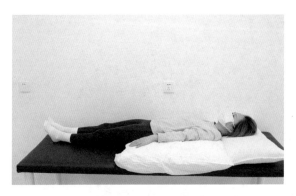

▲ 图1-92 卧位时患肢用枕头垫高

（3）日常活动中使用肩吊带等辅具保护（图1-93）。

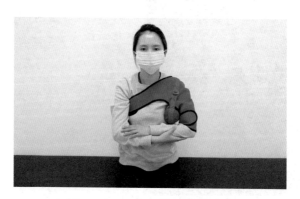

▲ 图1-93 日常活动中使用辅具保护

（4）肩关节以轻柔小幅度被动活动为主，活动范围需遵手术医师医嘱。

（5）相邻关节主动练习：术后早期即可张手、握拳练习，主动缓慢握拳至极限（图1-94），缓慢用力张开五指（图1-95），以促

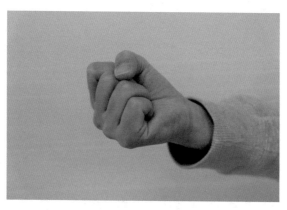

▲ 图1-94 握拳练习

进上肢血液循环,缓解肿胀。鼓励患者在术后即进行腕关节掌屈、背伸(图1-96、1-97)、前臂旋前、旋后练习(图1-98、1-99)、肘关节屈曲、伸直主动练习(图1-100、1-101),练习强度以患者不感到疲劳及疼痛为宜。

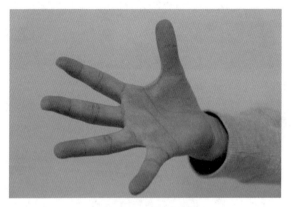

▲ 图1-95 张手练习

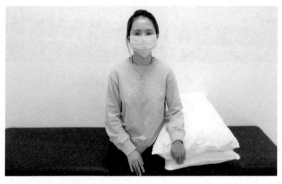

▲ 图1-96 腕关节掌屈练习

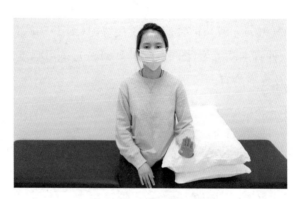

▲ 图 1‑97　腕关节背伸练习

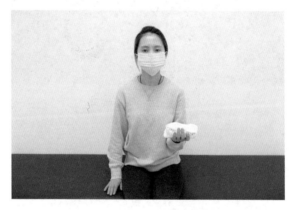

▲ 图 1‑98　前臂旋前练习

2. 术后 3～6 周

康复目标：维持或逐步增加肩关节的活动范围，预防软组织及关节粘连。

（1）在肩关节可忍受疼痛的范围内进行助力关节活动度训练。从轻度、小范围开始，运动幅度以患者感到轻度疼痛及受限为

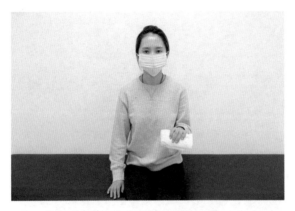

▲ 图 1-99　前臂旋后练习

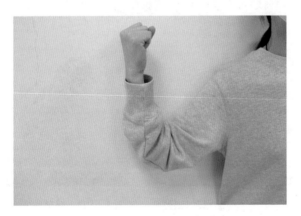

▲ 图 1-100　肘关节屈曲主动练习

准,由小到大,循序渐进。

　　1)肩部前后、左右运动:患者两足分开如肩宽、肩部放松、上臂自然下垂,患肢在肩部辅具内做肩前后、左右摆动(图 1-93、1-102、1-103)。

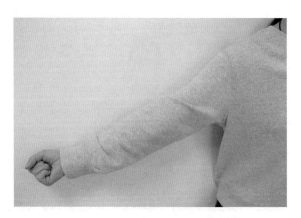

▲ 图 1 - 101　肘关节伸直主动练习

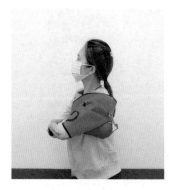

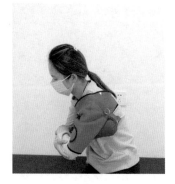

▲ 图 1 - 102　肩部前后摆动(侧位)　　▲ 图 1 - 103　肩部左右摆动(侧位)

　　2) 助力运动训练:用辅助器械(棍棒)或上肢固定墙面,在治疗师或健侧手的辅助下做肩前屈、外展,外旋和内旋的助力运动(图 1 - 104)。

　　(2) 进行肩胛骨主动运动训练(图 1 - 105)。

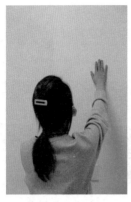
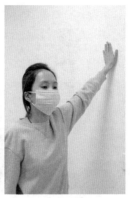

A. 肩前屈助力训练　　　　B. 肩外展助力训练

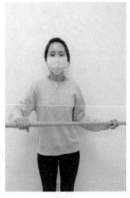
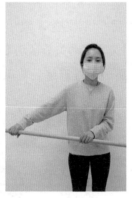

C. 肩外旋助力训练　　　　D. 肩内旋助力训练

▲ 图 1-104　助力运动训练

（3）瘢痕松解手法（图 1-106），如有必要给予消炎止痛药物治疗。

3. 术后 7～12 周

康复目标：继续恢复肩关节各方向活动范围；开始肩袖肌群和三角肌的主动训练，初步恢复肩关节主要活动功能。

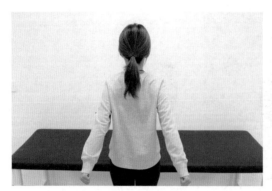

▲ 图 1 - 105　肩胛骨主动运动训练

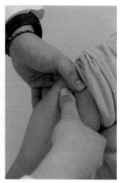

▲ 图 1 - 106　瘢痕松
解手法

（1）术后 6 周，复查 X 线片，骨折初步出现愈合，即可摘除悬吊带开始肩关节主动关节活动度训练。最初要求在卧位下进行训练，逐渐转换为坐位训练。若患肢力量较弱，可由健手辅助进行（图 1 - 107）。

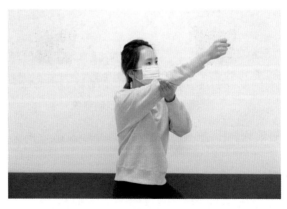

▲ 图 1 - 107　健手辅助进行肩关节活动度训练

（2）在术后 8～10 周，X 线片显示骨性愈合明显，可增加三角肌和肩袖肌群力量训练，也可使用弹力带或小重量哑铃进行肩周肌群抗阻训练（图 1 - 108）。

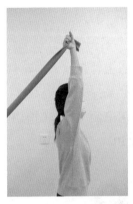

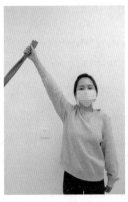
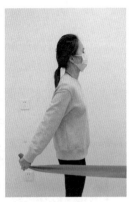

A. 肩前屈抗阻训练　　　B. 肩外展抗阻训练　　　C. 肩后伸抗阻训练

▲ 图 1 - 108　肩周肌群抗阻训练

（3）日常生活活动训练，如洗脸、刷牙、梳头、喝水（图 1 - 34）等动作训练。

四、康复注意事项

（1）术后早期应避免患者进行肩内收、外展活动。邻近关节肌力训练中，康复治疗师或患者用健侧一手托住、保护患侧上臂，一手辅助屈伸患侧肘关节及腕关节，避免肘、腕关节长时间处于屈曲位而发生僵硬畸形；术后即可进行手指屈伸及抓握练习。

（2）早期患者不在功能训练期间，需肩吊带或肩关节支具保护。坐起时要给予适当协助，以免患侧上肢用力不当所致内固定断裂及周围再发骨折等发生。

（3）术后有效消炎止痛、消除肿胀。

（4）必要时做磁共振检查,判断是否同时伴有肩袖损伤,评估康复预后。

五、居家康复训练计划

（1）维持前期所有康复训练项目。

（2）继续肩关节活动度训练,如向前弯腰、上臂自然下垂顺时针或逆时针在水平面上划圈训练(图1-109)。

（3）肩内收、内旋、后伸训练:摸背部,即用患侧手指背侧触摸背部,做肩内收、内旋、后伸动作训练(图1-110)。

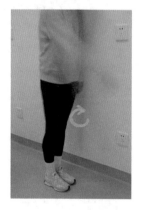

▲ 图1-109　水平面上
　　　　　划圆训练

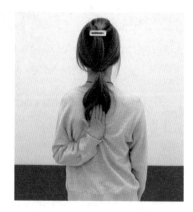

▲ 图1-110　患侧肩内收、内旋、
　　　　　后伸训练

（4）肩外展、外旋训练:举臂摸头后部,做肩外展、外旋动作训练(图1-111)。

（5）肩内收、外旋训练:患手横过面部去触摸健侧耳朵,做肩内收、外旋动作训练(图1-112)。

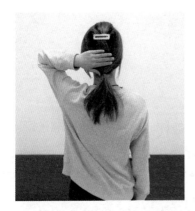

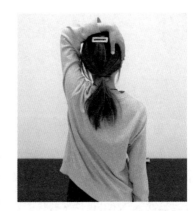

▲ 图 1–111　肩外展、外旋动作训练　　▲ 图 1–112　患侧肩内收、外旋训练

（6）活动范围循序渐进，每次锻炼时各动作的次数一般以患者有轻度疲劳和疼痛为妥，因人而异，幅度由小到大，次数由少到多。

（7）术后 6 周，患者可以在抗重力下进行独立的功能训练。如果 6 周后患者仍无法主动肩关节屈曲至 90°，建议随访手术医师并做肩部核磁共振检查确认有无存在肩袖损伤。

（8）术后 3 个月，复查 X 线，复位、内固定良好、骨折愈合的情况下，患者可以在没有任何限制的情况下进行抗阻功能训练，增加上肢力量。如果存在肩袖损伤或撕裂，请随访运动创伤医师，寻求进一步治疗及康复。

六、康复辅具

肩带托等。

▌病例 2:桡骨头骨折▌

一、简要病史

患者,女,25 岁。因"外伤致左肘肿痛伴活动受限 3 小时"入院。3 小时前患者逆向骑自行车行驶,意外被撞跌倒,左肘着地,即刻左肘关节肿胀、疼痛伴活动受限。X 线检查及三维 CT 检查示:左桡骨头骨折(图 1 - 113、1 - 114)。

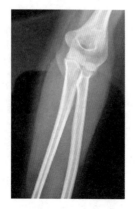

▲ 图 1 - 113　术前 X 线

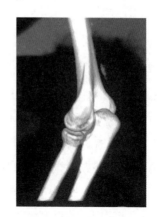

▲ 图 1 - 114　术前 CT

本科检查:左肘关节肿胀,可触及骨擦音,有反常活动存在,局部压痛明显,患者活动功能受限,感觉未见异常,患肢外周血运可。

二、手术名称

左桡骨头骨折切开复位内固定术(图 1 - 115、1 - 116)。

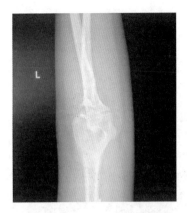

▲ 图 1 - 115　术后 X 线正位

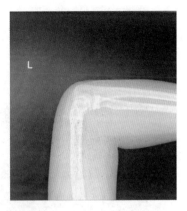

▲ 图 1 - 116　术后 X 线侧位

三、术后康复训练

1. 术后 1～2 周

康复目标：控制肿胀疼痛；维持肩关节和手部关节的力量和活动范围，逐步开始肘关节活动。

（1）患肢抬高，间歇性冷敷（图 1 - 117）。

（2）术后第 1 天即可主动练习手部运动，如握拳、伸指，同时训练未受累关节，如肩关节及腕关节背伸、掌屈等活动度练习（图 1 - 96、1 - 97）。

（3）如果骨折固定保持良好，术后早期在患者能耐受及肘部支具保护下即可进行健侧助力、无负重主动屈伸肘关节活动练习（图 1 - 107）。

（4）当肘关节活动度至受限范围时，康复治疗师轻度施力以增大活动范围。这种练习以不产生疼痛为前提，练习后给予冷敷，

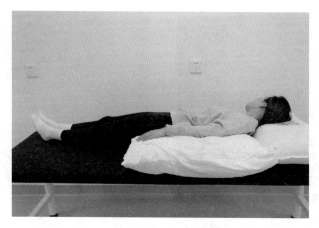

▲ 图 1-117　患肢抬高

控制肿胀及疼痛。

（5）术后即可下地活动。

2. 术后 3～8 周

康复目标：增大肘关节活动范围，逐步增加肘关节力量训练。

（1）相邻关节活动度训练：肘关节辅具保护下，进行肩、肘、腕关节、手指功能训练。

（2）利用棍棒等辅助器具助力下，逐步增加肘关节活动范围（图 1-118、1-104C、1-104D）。

（3）利用小重量哑铃或弹力带做抗阻训练，增加上肢肌肉力量和关节活动度（图 1-119～图 1-121）。

3. 术后 9～12 周

（1）进一步加强肘关节活动度和肌力训练，提高日常生活活动能力，注意肘关节辅具保护（图 1-122、1-123）。

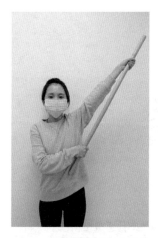

▲ 图 1 - 118　助力下肩关节
外展、肘关节
伸直训练

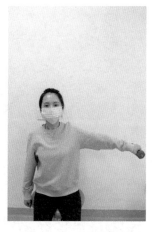

▲ 图 1 - 119　肘关节伸直
抗阻训练

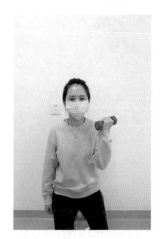

▲ 图 1 - 120　肘关节屈曲
抗阻训练

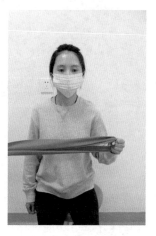

▲ 图 1 - 121　肘关节旋后
抗阻训练

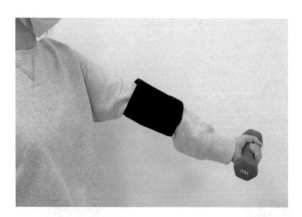

▲ 图 1 - 122 辅具保护下肘关节伸直抗阻训练

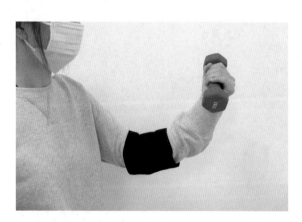

▲ 图 1 - 123 辅具保护下肘关节屈曲抗阻训练

（2）在前期康复训练基础上，进一步增大关节活动度和增强肌力训练，并进行功能性作业治疗，如开门、用钥匙、拧矿泉水瓶盖等动作训练（图 1 - 124）。

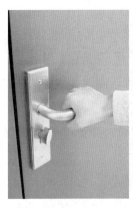

A. 开门 　　　　　　　B. 旋转门把手

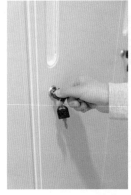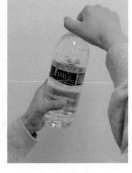

C. 用钥匙 　　　　　　D. 拧矿泉水瓶盖

▲ 图 1 - 124　功能性作业治疗

四、康复注意事项

（1）肘部前方有桡动脉和正中神经通过，经肱二头肌筋膜下进入前路：肱骨滑车内嵴与内上髁之间为尺神经沟，有尺神经通过。因此该处骨折易引起这些神经、血管损伤。康复训练时，应避免神经、血管的再损伤或加重损伤。

(2) 康复训练中应注意肘关节损伤后不恰当或过度牵伸,致肌肉组织因缺血、缺氧产生异位骨化,导致肘关节僵硬。因此治疗手法要轻柔,避免过度牵伸和活动导致创伤性骨关节炎。必要时辅助肌骨超声、血管彩超及肌电图检查排除并发症。

(3) 术后早期避免患肢支撑负重,避免粗暴被动屈伸肘关节。

(4) 肘关节辅具适当保护患肢。

五、居家康复训练计划

(1) 维持前期所有康复训练项目。

(2) 积极进行功能性上肢功能训练。

六、康复辅具

肘关节辅具等。

病例 3:尺、桡骨骨折

一、简要病史

患者,男,43岁,因"摔倒致左侧腕关节疼痛肿胀伴活动受限2天"入院。患者2天前因摔倒,致左手背侧着地,左腕关节疼痛肿胀伴活动受限,否认有皮肤破溃出血等。当即就诊于某三甲医院骨科急诊。腕关节三维CT示:左尺、桡骨粉碎性骨折,累及关节面,三角骨背侧撕脱性骨折、周围软组织肿胀(图1-125)。即予石膏复位外固定(图1-126),为求进一步手术治疗收住入院。

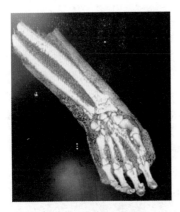

▲ 图1-125 术前CT

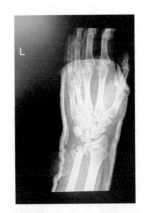

▲ 图1-126 术前X线

本科检查:患者左前臂石膏外固定中、腕关节略肿胀伴活动受限、肘关节及手指活动正常。

二、手术名称

(左侧)尺骨骨折切开复位内固定术、(左侧)桡骨骨折切开复位内固定术(图1-127)。

三、术后康复训练

1. 术后1~2周

康复目标:保护性制动;缓解术后肿胀、疼痛反应;维持邻近关节活动度训练。

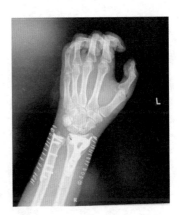

▲ 图1-127 术后X线

（1）抬高患肢。

（2）冷敷（间歇性）。

（3）手举过头顶（腕关节支具保护下），做主动握拳、伸指、手指并指、对指、对掌练习（图 1 - 94、1 - 95、1 - 128～1 - 130），10～20 次/组，2～3 组/天。

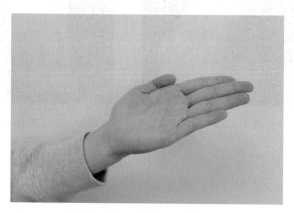

▲ 图 1－128　手指并指练习

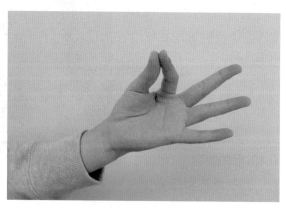

▲ 图 1－129　对指练习

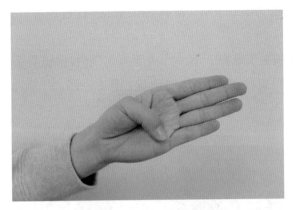

▲ 图 1 - 130　对掌练习

(4) 腕关节支具保护下,做肘关节、肩关节屈伸功能练习。

2. 术后 3～6 周

康复目标:改善腕关节活动度、增强腕关节肌力。

(1) 佩戴腕关节护具。

(2) 伤口愈合后进行轻柔手法,松解瘢痕粘连(图 1 - 131)。

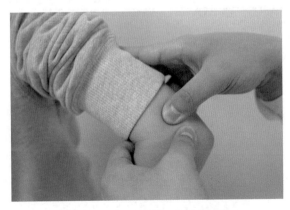

▲ 图 1 - 131　轻柔手法松解瘢痕粘连

（3）腕关节保护下，前臂轻柔旋前，旋后练习（图 1 - 98、1 - 99）。

（4）腕关节保护下，腕关节在无痛范围内，做轻柔掌屈、背伸、腕桡侧偏、腕尺侧偏活动度训练（图 1 - 96、1 - 97、1 - 132、1 - 133）。

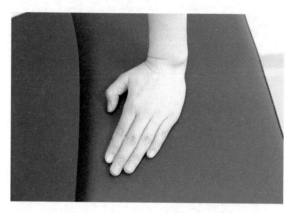

▲ 图 1 - 132　腕关节桡侧活动度训练

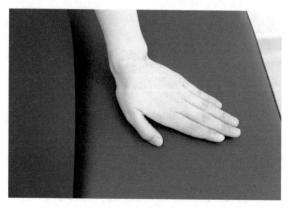

▲ 图 1 - 133　腕关节尺侧活动度训练

常
见
骨
科
术
后
康
复
手
册

（5）继续邻近关节，如肩、肘关节活动度训练。

（6）作业治疗：手指精细动作训练，如拿取小物品（图1-134）。

（7）日常生活能力训练，如吃饭（使用筷子、调羹、刀叉等）、夹菜、拿水杯喝水（图1-135、1-136、1-98、1-34D）、穿脱衣裤等训练。

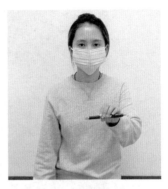

▲ 图1-134　手指精细动作训练

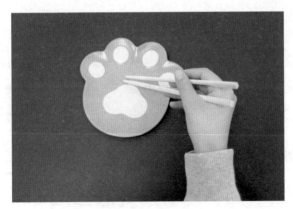

▲ 图1-135　使用筷子

3. 术后7～12周

康复目标：改善腕关节的灵活性和控制能力，提高日常工作和生活能力。

（1）继续强化腕关节各方向活动度训练（图1-137）。

（2）骨折愈合良好情况下，增加肩、肘、腕、手指关节肌肉力量和协调性训练。

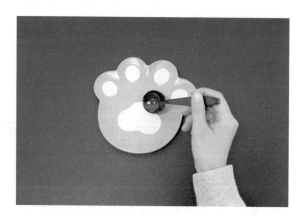

▲ 图 1－136　使用调羹

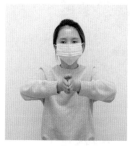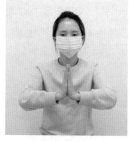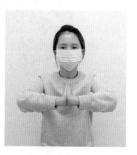

A. 腕关节背伸尺侧偏训练　　B. 腕关节背伸中立位训练　　C. 腕关节背伸桡侧偏训练

▲ 图 1－137　腕关节各方向活动度训练

（3）日常生活活动能力训练：做拧门把手、用钥匙开门、开启瓶盖，扣纽扣等日常生活能力训练（图 1－124A、1－124C、1－124D、1－138）。

（4）工作适应性训练：如使用电脑键盘、手机等工作工具的训练（图 1－139）。

（5）如果骨折愈合良好，可由治疗师进行轻柔的腕关节松动术治疗（图 1－140）。

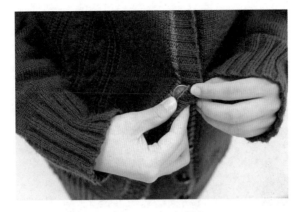

▲ 图 1 - 138 扣纽扣

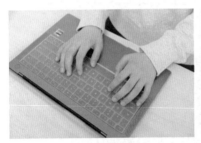

A. 使用电脑键盘

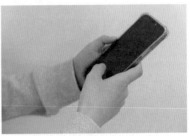

B. 使用手机

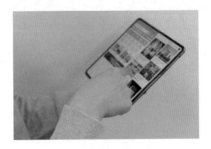

C. 使用平板电脑

▲ 图 1 - 139 工作适应性训练

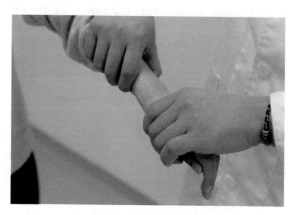

▲ 图 1 - 140　关节松动术治疗

四、康复注意事项

（1）因为是上肢骨折，在保护腕关节前提下，鼓励患者术后第1天即可下地行走。

（2）佩戴弹力护腕等辅具。

（3）注意手指的血液循环及感觉变化，防止骨筋膜室综合征发生。

（4）注重并尽早进行相邻关节：肩、肘、手指的活动度训练。

（5）随着康复进程，如腕关节持续性疼痛、关节活动受限，要考虑周围三角纤维软骨韧带复合体损伤。必要时行腕部磁共振检查，明确三角软骨、韧带及周围软组织损伤及损伤程度，评估康复预后。

五、居家康复训练计划

维持前期所有康复训练项目。注重肩、肘、腕关节各方向的活动度训练;加强患肢功能性训练,包括日常生活活动能力训练,如穿衣、使用筷子和勺子;工作适应性训练,如使用电脑键盘、平板电脑及手机等。

六、康复辅具

腕关节支具等。

病例 4:桡骨远端骨折

一、简要病史

患者,女,58 岁,因"外伤致左侧腕部疼痛伴活动受限 1 天"入院。患者 1 天前洗澡时不慎滑倒,左手撑地。摔倒后即出现左腕部疼痛伴活动受限。否认头部着地、意识丧失和躯体、肢体及其他部位疼痛或活动受限。X 线及三维 CT 检查示:左桡骨远端骨折(图 1 - 141、1 - 142)。遂予手法复位,石膏托外固定,并抬高患肢及间隙性冰敷消肿。为进一步手术治疗收住入院。

本科检查:左腕部石膏托外固定中,左腕部肿胀,压痛(+),活动受限,肢体远端皮温可,手指活动可,感觉正常。

二、手术名称

(左侧)桡骨骨折切开复位钢板内固定术(图 1 - 143、1 - 144)。

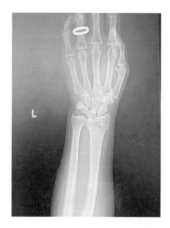

▲ 图1‒141　术前X线

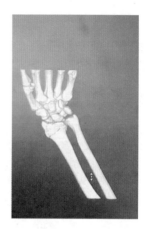

▲ 图1‒142　术前CT

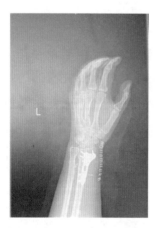

▲ 图1‒143　术后X线正位

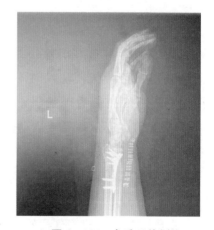

▲ 图1‒144　术后X线侧位

三、术后康复训练

1. 术后1~2周

康复目标：给予正确的保护性制动；减轻水肿和疼痛，维持邻近关节活动度。

（1）休息、间隙性冷敷，抬高患肢。

（2）给予正确的保护性制动，佩戴手腕固定支具（图1-145）。

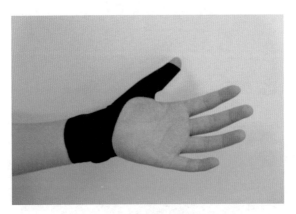

▲ 图1-145　佩戴手腕固定支具

（3）手举高，患肢腕关节保护下，主动握拳、手指伸展、并指、对掌、对指等手内在肌练习（图1-146）。

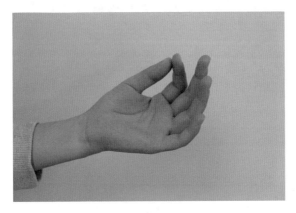

A. 对食指练习

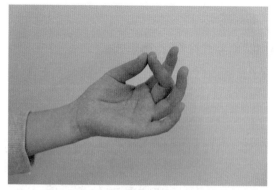

B. 对中指练习

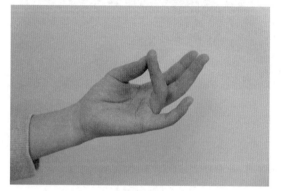

C. 对无名指练习

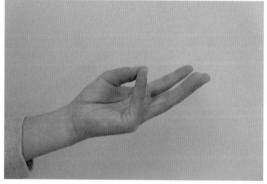

D. 对小指练习

▲ 图 1 - 146 手内在肌练习

（4）保护腕关节情况下,肘关节、肩关节主动活动范围练习及肌肉力量练习。

（5）确定远端桡尺关节稳定情况下,在无痛范围内进行轻柔的前臂旋前、旋后练习(图1-98、1-99)。

2. 术后3~6周

康复目标:在无痛范围内,腕关节尽可能达到最大活动度;维持肩部和手内在肌的良好功能,恢复手指精细功能。

（1）重复前2周康复训练项目。

（2）腕关节保护下,肩、肘关节各方向的活动训练。

（3）开始进行腕关节轻柔的辅助活动及主动活动训练:腕掌屈、腕背伸、腕桡侧偏、腕尺侧偏活动度训练(图1-96、1-97、1-132、1-133),动作轻柔,幅度由小到大,由辅助训练逐渐过渡到主动训练。

（4）在确定伤口完全愈合的前提下进行瘢痕松解技术,以软化瘢痕组织,减少粘连。

3. 术后7~12周

康复目标:逐步恢复正常腕关节活动度;增加肩关节、肘关节、腕关节周围的肌肉协调能力,提高日常生活活动能力。

（1）继续强化腕关节各方向活动度训练,如果骨折愈合良好,可由治疗师进行轻柔的关节松动术治疗(图1-140)。

（2）骨折愈合良好,可实施腕关节中等阻力的等张活动训练。

（3）手指精细动作协调性训练,如小件物品拿捏和操控。

（4）恢复日常生活活动训练,如吃饭、喝水、洗漱、穿衣等(图

1-135、1-136、1-124D、1-34、1-138)。

（5）工作适应性训练：如电脑键盘打字、手机控制及平板书写（图1-139）。

（6）增加户外活动。

四、康复注意事项

（1）术后第1天，患侧腕关节保护下，即可下地行走。

（2）术后保护期应进行肌腱滑动练习，防止发生腕屈肌腱和伸肌腱的粘连。

（3）控制康复训练强度，避免过度训练加重疼痛肿胀及炎症反应，导致继发性创伤性骨关节炎发生。

（4）重视并发症处理，如合并三角纤维软骨韧带复合体损伤、血管及神经损伤，需结合磁共振、超声、肌电图等检查对康复预后做综合评估。

（5）如果是骨质疏松性骨折，需抗骨质疏松治疗。

五、居家康复训练计划

（1）维持前期所有康复训练项目。

（2）注重腕关节各方向的活动度训练。

（3）加强术肢的功能性训练、日常生活活动能力训练、工作适应性训练等。

六、康复辅具

手腕支具、腕关节护具等。

病例5：骨盆骨折

一、简要病史

患者，男，47岁，因"外伤致后盆部疼痛伴活动受限2天"入院。患者3小时前因外伤致盆部疼痛，活动受限，有一过性意识障碍，双下肢活动时骨盆处疼痛加剧，当即就诊于某三甲医院。骨盆CT平扫（三维）示：左侧耻骨下支骨折（图1-147）。为进一步手术治疗，以"骨盆骨折"收治入院。

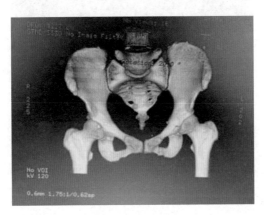

▲ 图1-147　术前CT

本科检查：被动体位、盆部、腰背部疼痛伴活动受限、下腹部瘀斑、双侧不对称、左侧盆部压痛（＋）、无放射痛、骨盆挤压试验（＋）、骨盆分离试验（＋）、四字实验（＋）；双下肢皮肤感觉正常、痛觉触觉存在、肌力可，双侧Babinski征（一）。

二、手术名称

骨盆骨折切开复位钢板内固定术(图1-148)。

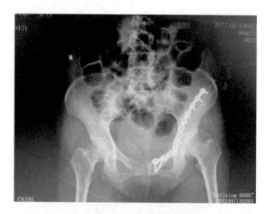

▲ 图1-148 术后X线

三、术后康复训练

1. 术后1~2周

康复目标:促进循环;消肿止痛;预防下肢深静脉血栓形成;预防肌肉萎缩,预防关节挛缩。

(1)呼吸功能练习。

(2)踝泵练习。

(3)股四头肌等长收缩练习。

(4)足跟滑动练习。

(5)髋关节保护性小范围被动练习,注意屈髋角度。

(6)强化上肢肌力练习,为后期体位转移和下地扶拐行走等做准备,但必须在床上进行,必须确保练习时骨盆无受力和移动。

2. 术后 3～6 周

康复目标:改善髋关节活动能力。

(1) 重复第 1 阶段康复训练项目。

(2) 开始轻柔的髋关节活动度训练:必须在床上卧位进行。整个训练过程控制在无痛范围和治疗师保护下进行。

1) 仰卧位屈髋训练:直腿抬高,不强调抬离床面高度,可保持数秒。

2) 仰卧位髋关节内收训练。

3) 仰卧位髋关节外展训练。

4) 侧卧位抬腿训练(骨折愈合程度牢固可侧卧时,方可开始练习):不要求抬离床面高度,可保持 10～20 秒。

5) 俯卧位后伸训练(骨折愈合程度牢固可俯卧时,方可开始练习):不要求抬离床面高度,可保持 10～20 秒。

3. 术后 7～12 周

(1) 重复早、中期卧位所有康复训练项目。

(2) 加强踝周及下肢肌力抗阻训练(图 1 - 149)。

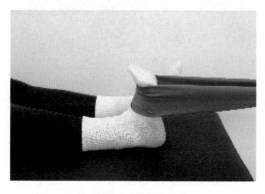

A. 踝关节背伸抗阻练习

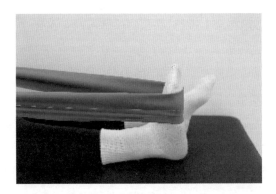

B. 踝关节跖屈抗阻训练

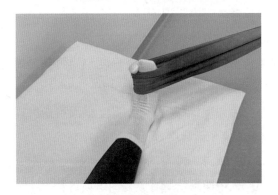

C. 踝关节内收抗阻训练

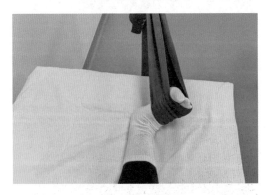

D. 踝关节外展抗阻训练

▲ 图 1-149 踝周及下肢肌力抗阻训练

（3）根据骨折愈合情况，加强髋关节前屈、内收、外展等抗阻训练（图 1 - 74、1 - 42、1 - 44）。

（4）根据骨折愈合情况，可做臀桥训练（图 1 - 150）。

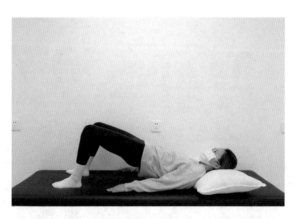

A. "双桥"练习

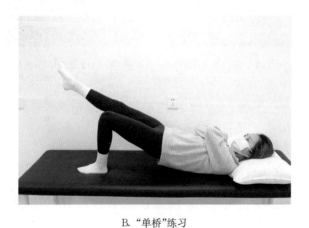

B. "单桥"练习

▲ 图 1 - 150　臀桥练习

（5）坐位训练：骨折愈合良好，手术医师医嘱下，方可坐位训练。如坐位伸膝训练、坐位屈膝训练(图 1 - 85、1 - 87)。

(6) 开始部分负重训练过渡到全负重训练:随着骨折愈合的牢固程度,负重由 1/4 体重→1/3 体重→1/2 体重→2/3 体重→4/5 体重→100%体重全负重(图 1 - 151、1 - 152、1 - 71)。

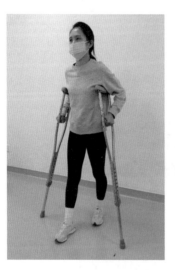 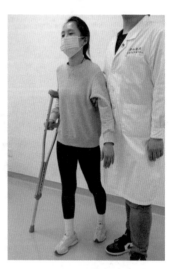

▲ 图 1 - 151　双拐负重练习　　　▲ 图 1 - 152　单拐负重练习

(7) 站位训练:下肢前屈、外展、后伸训练;靠墙静蹲(躯干与大腿保持 60°)训练(图 1 - 63、1 - 64、1 - 65、1 - 55)。

四、康复注意事项

(1) 根据骨折类型及内固定方式,卧床及下地负重时间需遵手术医师医嘱。

(2) 康复训练计划按不同时期的方案进行。康复治疗遵循三方面原则,即保持体能、训练肌肉、锻炼关节活动度。

（3）康复训练重点：髂腰肌与髋关节周围肌群的肌力训练、髋关节活动度的恢复和维持。

（4）骨盆骨折多为暴力、高能量骨折，手术创伤大，失血较多，患者多存在术后贫血、低蛋白血症及营养不良等状况。术后早期应积极纠正贫血、补充蛋白、加强营养、鼓励多进食，适当辅以胃肠动力药及助消化药，为患者康复提供营养及体能支持。

（5）术后早期注重肺功能康复训练及上肢力量训练。

五、居家康复训练计划

（1）维持前期所有康复训练项目。

（2）经影像学检查后，视骨折愈合程度，由手术医师决定才可下地渐进性负重行走（一般12周后）。

（3）床边仰卧、单手抱膝、一腿后伸，训练髋关节屈、伸功能（图1-38A）。

（4）侧卧位抗阻、坐位蚌式开合训练，加强骨盆的稳定性（图1-153、1-154）。

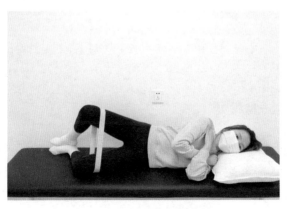

▲ 图1-153 侧卧位蚌式开合训练

（5）站立位前后、侧向跨步训练（图1-54、1-48）。

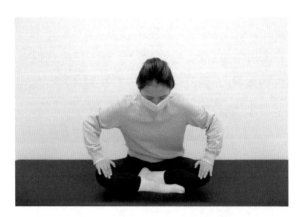

▲ 图1-154　坐位蚌式开合训练

（6）站立位髋关节前屈、外展、后伸等抗阻训练。

六、康复辅具

腋拐、助行器、坐便器等。

病例6:股骨颈骨折

一、简要病史

患者,男,48岁。因"跌倒致右下肢疼痛肿胀、功能受限3天"入院。3天前患者走路看手机时不慎跌倒,右髋部着地,即感髋部疼痛肿胀,活动受限。否认头部及躯体等其他不适。遂至医院急诊,X 线及三维 CT 均显示:右侧股骨颈骨折(图 1-155)。

本科检查:右下肢肿胀,功能受限;右髋屈曲、外展、外旋、缩短畸形,右髋部压痛(+),纵向叩击痛(+)。

二、手术名称

股骨颈骨折闭合复位钢针内固定术(图 1-156)。

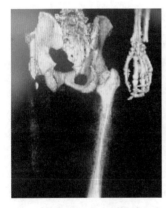 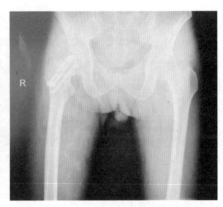

▲ 图 1-155 术前 CT　　　　▲ 图 1-156　术后 X 线

三、术后康复训练

1. 术后 1～2 周

康复目标:减轻疼痛肿胀;预防下肢深静脉血栓形成,避免关节粘连和肌肉萎缩。

(1) 呼吸功能练习:吹气练习、腹式呼吸练习。

(2) 抬高患肢。

(3) 踝泵练习。

（4）股四头肌等长收缩练习。

（5）双上肢主动活动及抗阻练习。

（6）髋关节屈曲、抬高、外展、内收练习：由被动→助力→主动练习（图1-60、1-8、1-43、1-41）。

2. 术后3～6周

康复目标：由被动训练过渡到主动训练；继续加强髋、膝、踝关节活动度及肌力训练。

（1）重复前期康复训练项目并增加强度。

（2）坐位下主动屈髋、屈膝、伸膝训练（在无痛或微痛及骨折稳定前提下）：坐位，足不离开床面，缓慢用力，最大限度屈膝屈髋，保持10秒后缓慢伸直，保持10～20秒，10～20次/组，2～3组/天。

（3）直腿抬高训练（不要求抬离床面高度）：抬离床面保持10～20秒，10～20次/组，2～3组/天（图1-8）。

（4）侧卧位抬腿训练（不要求抬离床面高度）：侧抬腿离开床面保持10～20秒，10～20次/组，2～3组/天（图1-45）。

（5）俯卧位后抬腿训练（不要求抬离床面高度），离开床面保持5～10秒，5～10次/组，1～2组/天（图1-46）。

3. 术后7～12周

康复目标：继续加强髋周肌力训练；根据骨折愈合程度及手术医师医嘱开始渐进性部分负重及平衡训练。

（1）维持所有卧位与坐位康复训练项目。重点加强髋周肌力抗阻训练；膝、踝关节抗阻训练（图1-149）。

（2）卧位腰背肌及腹肌训练，如臀桥运动（图1-150）。

（3）遵手术医师医嘱，下地渐进性负重行走训练：双拐→单拐→助行器辅助→独立行走(图1-151、1-152、1-71)。

（4）如果是骨质疏松性骨折，需抗骨质疏松治疗。

4. 术后4～6个月

康复目标：强化下肢肌力及关节稳定性训练，逐渐恢复日常生活活动能力。

（1）靠墙静蹲训练。

（2）患侧单腿站立平衡训练。

（3）跨步侧蹲训练。

（4）上、下阶梯训练。

四、康复注意事项

（1）术后康复训练后抬高患肢，消除局部肿胀。

（2）早期避免髋关节大幅度内旋、外旋动作。

（3）术后床上加强髋周肌力及股四头肌肌力训练，为下地做准备。

（4）避免早期下地，防止股骨头缺血性坏死。原则上术后3个月下地，具体情况需遵循手术医师医嘱。

（5）重视抗凝治疗。

五、居家康复训练计划

（1）维持前期所有康复训练项目。

（2）根据影像学检查，待骨折全部愈合，无股骨头坏死，由手术医师评估决定是否可完全负重下地行走。患者可从卧位→坐位→站位(部分负重、辅助双拐、采用四点步训练)→完全负重。

（3）术后4～6个月加强患者下肢抗阻肌力训练(图1-63～

图 1 - 65)、下肢灵活性及平衡性训练(图 1 - 32、1 - 157、1 - 67)。

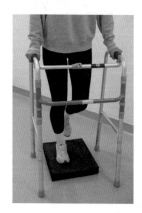

▲ 图 1 - 157　本体、平衡感觉训练

六、康复辅具

下肢垫枕、轮椅、腋拐、助行器等。

病例 7:股骨粗隆骨折

一、简要病史

患者,女,73 岁,因"摔倒致右髋疼痛伴活动受限 1 天"入院。患者一天前不慎摔倒,否认头部着地。即刻无法站立及行走,右髋疼痛肿胀,右下肢活动障碍。遂至医院急诊就诊,X 线检查示:右侧股骨粗隆间骨折(图 1 - 158)。

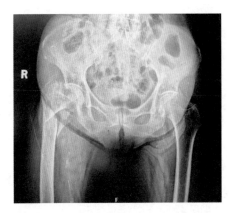

▲ 图 1‑158　术前 X 线

本科检查：右髋疼痛肿胀，右下肢活动障碍，右下肢缩短畸形，压痛及纵向叩击痛（＋）。

二、手术名称

（右侧）股骨骨折闭合复位髓内钉固定术（图 1‑159）。

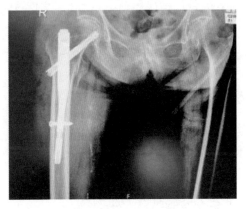

▲ 图 1‑159　术后 X 线

三、术后康复训练

1. 术后 1～2 周

（1）呼吸功能练习：鼓励腹式呼吸及吹气练习。

（2）抬高患肢。

（3）踝泵练习。

（4）股四头肌等长收缩练习。

（5）臀背肌等长收缩练习。

（6）足跟滑动练习。

（7）仰卧位髋关节外展、内收练习。

（8）全身功能训练：患者平卧或半卧，患肢外展中立，健侧下肢屈膝支撑床面，双手拉住吊环，并协助患者下身，臀部做引体向上练习，一般活动 10 分钟/次，2～3 次/天。

2. 术后 3～8 周

（1）重复前一阶段康复训练项目并增加强度。

（2）臀桥运动，臀部抬离床面保持 10～20 秒，10～20 次/组，2～3 组/天。

（3）直腿抬高练习，抬离床面保持 10～20 秒，10～20 次/组，2～3 组/天。

（4）侧抬腿练习，抬离床面并保持 10～20 秒，10～20 次/组，2～3 组/天。

（5）后抬腿练习，抬离床面保持 5～10 秒，5～10 次/组，1～2 组/天。

（6）坐位训练：屈膝、伸膝训练。

3. 术后 9～12 周

(1) 维持并强化所有卧位与坐位康复训练项目。重点:髋周肌力抗阻训练(图 1-42、1-44、1-74);膝、踝周肌力抗阻训练(图 1-149)。

(2) 遵手术医师医嘱,由部分负重到完全负重下地行走(图 1-151、1-152、1-71)。

(3) 如果同时伴有骨质疏松,应正规抗骨质疏松治疗。

四、康复注意事项

(1) 下床活动时,需康复治疗师或家人保护,穿合适运动鞋,以防跌倒引起假体周围骨折。

(2) 术后床上加强髋周肌力及股四头肌肌力训练,为下地做准备。

(3) 定期复查:术后 1 个月后复查,遵医嘱扶拐下地,患肢不负重;2～3 个月复查,X 线摄片骨折愈合牢固后,可弃拐负重行走。

(4) 重视抗凝、富钙饮食及维生素 D 摄入,积极抗骨质疏松症治疗。

五、居家康复训练计划

(1) 维持前期所有康复训练项目。

(2) 居家康复训练以步行训练为主,患者由拐杖、助行器、逐步过渡到弃杖步行,增加平衡训练,预防跌倒(图 1-64、1-32)。

六、康复辅具

轮椅、腋拐、助行器,坐便器等。

◣ 病例 8：胫骨平台骨折 ◢

一、简要病史

患者,男,51 岁,因"车祸伤致右下肢疼痛肿胀伴活动受限 2 天"入院。患者自诉 2 天前车祸致右下肢疼痛肿胀伴活动受限,遂于外院就诊。X 线及三维 CT 检查示:右侧胫骨平台骨折(图 1 - 160、1 - 161)。当时未做进一步治疗。今日疼痛肿胀加剧,患者遂于门诊就诊,为进一步手术治疗,拟"胫骨平台骨折"收住入院。

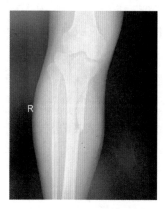
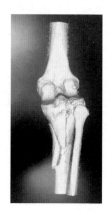

▲ 图 1 - 160　术前 X 线　　▲ 图 1 - 161　术前三维 CT

本科检查:右下肢红肿,皮温高,伸膝、屈膝活动受限;双下肢感觉、运动无减退,足背动脉可触及,足趾活动可。

二、手术名称

胫骨骨折切开复位钢板内固定术(图 1 - 162)。

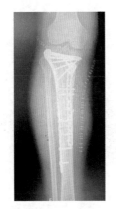

▲ 图 1 - 162 术后 X 线

三、术后康复训练

1. 术后 1～2 周

(1) 抬高患肢,消除肿胀。

(2) 冷敷(间歇性)。

(3) 踝泵练习。

(4) 股四头肌等长收缩练习。

(5) 臀部肌肉等长收缩练习。

(6) 踝关节主动牵伸练习(图 1 - 149B)。

(7) 卧位被动/辅助主动/主动屈膝、伸膝练习(膝关节保护下,无痛小范围康复练习)(图 1 - 163、1 - 164、1 - 81)。

(8) 腰臀肌训练:患侧直腿伸膝,健侧屈髋、屈膝支撑床面练习(图 1 - 150B)。

(9) 上肢肌力抗阻练习。

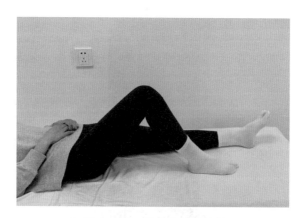

▲ 图 1-163 卧位主动屈膝练习

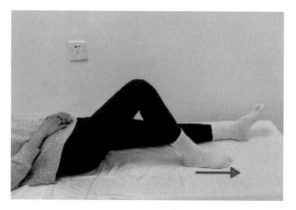

▲ 图 1-164 卧位主动伸膝练习

2. 术后 3～6 周

（1）重复前两周的康复训练项目。

（2）髌骨滑动训练（避开伤口尽早开始）（图 1-165）。

（3）仰卧位足跟滑动训练。

（4）直腿抬高保持训练（图 1-150B）。

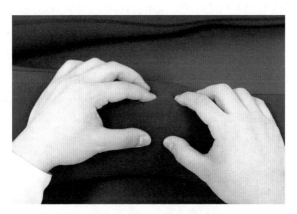

▲ 图 1-165　髌骨滑动训练

（5）坐位被动/辅助/主动屈膝、伸膝训练：10～20次/组，2～3组/天（图1-84、1-85）。

（6）髋关节周围肌群主动及抗阻训练。

（7）踝周肌力抗阻训练。

3. 术后7～12周

康复目标：维持前期所有康复训练项目；可以循序渐进增加肌力和活动范围；根据骨折愈合情况及手术医师医嘱，决定是否开始进行患肢部分负重到完全负重训练（图1-151、1-152、1-71）。

四、康复注意事项

（1）胫骨平台骨折，是累及关节骨折。在复位、内固定良好的基础上，遵循早期活动、晚期负重的原则。

（2）术后第2天在康复治疗师保护指导下，做无痛、小范围膝关节屈伸活动度训练。

（3）术后早期康复训练中重视消除肿胀及控制术后疼痛等医疗处理。

（4）重视术后早期膝关节屈曲、伸直活动度训练。

（5）康复训练项目及程度应结合患者实际情况，如疼痛、肿胀、手术切口等状况，做出适当调整。

（6）膝关节活动度训练应循序渐进。程度及频率不宜过急过快，避免胫骨平台过度挤压导致内固定松动和继发性创伤性骨关节炎发生。

（7）胫骨平台骨折临床愈合时间为 8～12 周，早期应避免患肢负重，出行尽量使用轮椅或腋杖。部分负重到完全负重时间需遵手术医师医嘱。

五、居家康复训练计划

维持前期所有康复训练项目。重点加强股四头肌肌力训练；注重患侧膝关节屈曲、伸直活动度训练；腰背肌训练；同时关注上肢肌力训练及呼吸训练；上、下台阶训练（图 1－66）、下肢平衡、本体训练（图 1－32、1－157、1－166、1－68）。

六、康复辅具

长形垫枕、轮椅、腋拐、助行器等。

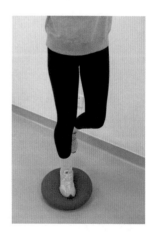

▲ 图 1－166　平衡垫训练

▌病例 9：髌骨骨折▐

一、简要病史

患者，女，68岁，因"摔倒后右侧膝关节疼痛伴活动受限2小时"入院。患者2小时前不慎跌倒右膝着地后出现膝关节疼痛，肿胀伴下地活动障碍。无下肢麻木，无肢端苍白。遂就诊急诊，X线示：右侧髌骨见连续性中断，断端分离，余右膝关节诸骨边缘骨质增生，周围软组织肿胀（图1-167）。为进一步手术治疗收住入院。

本科检查：右膝关节肿胀、皮温高、皮下淤青；下肢抬举受限、伸屈膝活动受限；足部感觉、运动正常，足背动脉搏动可。

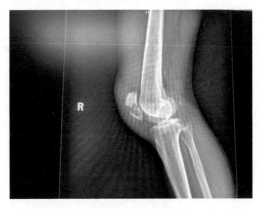

▲ 图1-167　术前 X线

二、手术名称

（右侧）髌骨骨折切开复位内固定术（图1-168）。

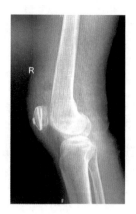

▲ 图 1-168　术后 X 线

三、术后康复训练

1. 术后 1~4 周

康复目标:控制疼痛及肿胀;被动关节活动度(passive range of motion,PROM)达到 0~90°;改善股四头肌及腘绳肌肌力。

(1) 冷敷(间歇性)。

(2) 抬高患肢。

(3) 踝泵练习。

(4) 股四头肌静力收缩练习。

(5) 足跟滑动练习。

(6) 踝关节牵伸练习。

(7) 轻柔的髌骨松动技术(图 1-165)。

(8) 主动伸膝、屈膝、仰卧位滑墙动作训练(康复治疗师保护下)(图 1-169)。

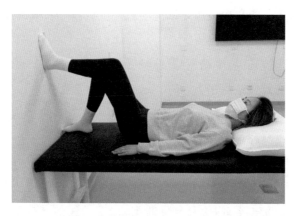

▲ 图 1 - 169　主动伸膝、屈膝、仰卧位滑墙动作训练

（9）佩戴膝关节伸直位支具（图 1 - 170）。

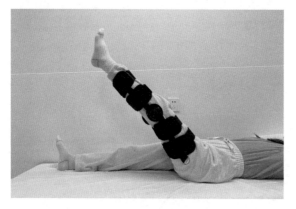

▲ 图 1 - 170　膝关节伸直位支具

2. 术后 5～8 周

康复目标：疼痛及肿胀管理、增加下肢肌肉力量、改善膝关节至正常的 90％。

（1）重复第 1 阶段康复训练项目。重点：踝周、髋周肌力抗阻训练。

（2）坐位辅助/主动屈膝/伸膝活动度训练（图 1－84、1－85）。

（3）支具佩戴保护下，膝关节处于直立位，在手术医师允许下部分负重下地行走。

（4）支具保护下重心转移训练。

3. 术后 9～12 周

康复目标：回归全方位日常生活活动；加强下肢耐力及协调功能训练，继续步行和上、下台阶训练（在手术医师允许下）（图 1－66）。

（1）重复前期康复训练项目。

（2）继续髌骨松动技术。

（3）渐进性抗阻功能训练，功率自行车及等速训练。

（4）平衡、本体功能训练（图 1－32、1－157、1－166、1－68）。

四、康复注意事项

（1）术后早期佩戴支具，维持膝关节伸直位。

（2）康复训练后给予冷敷，抬高患肢，消除肿胀。

（3）术后使用药物及物理因子有效消炎镇痛。

（4）重视术后膝关节伸直、屈曲活动度训练。

（5）重视髌骨松动技术，防止膝关节粘连。

（6）术后康复训练要适度，避免加重肿胀疼痛，不利于功能恢复。

（7）下地负重行走时间需遵手术医师医嘱。

五、居家康复训练计划

（1）维持前期所有康复训练项目。

（2）重视患侧膝关节屈曲及伸直活动度训练、肌力训练、步行训练、上下台阶训练。

（3）髌骨滑动术贯穿整个康复过程。

六、康复辅具

长形垫枕、铰链式膝关节支具、拐杖等。

▌病例10：踝关节骨折（双踝骨折）▌

一、简要病史

患者，男，20岁，因"右踝疼痛伴活动障碍2天"入院。2天前，患者低头看手机时不慎跌倒致右踝肿胀疼痛伴活动受限，遂至医院检查，踝关节三维重建CT检查示：右内、外踝及胫骨远端后缘骨折、断端周围多发小骨片、右踝软组织肿胀（图1-171、1-172）。为进一步手术治疗收住入院。

本科检查：右踝关节肿胀、压痛（＋），关节活动受限。

二、手术名称

踝关节骨折切开复位钢板内固定＋踝关节骨折切开复位螺钉内固定术（图1-173）。

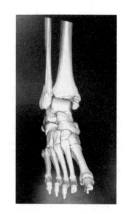

▲ 图 1-171 术前 CT(正位)

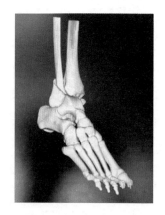

▲ 图 1-172 术前 CT(侧位)

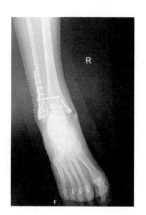

▲ 图 1-173 术后 X 线(正位)

三、术后康复训练

1. 术后 1～2 周

（1）抬高患肢。

（2）术后解除加压包扎后开始踝关节主动/被动屈、伸练习，以不引起明显疼痛、患者耐受为度(图1-6)。

(3) 仰卧位助力/主动屈髋、屈膝动作练习(图1-174、1-164)。

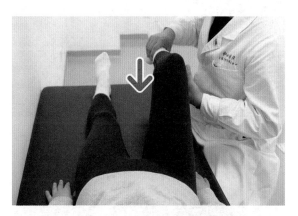

▲ 图1-174　仰卧位助力屈髋、屈膝练习

(4) 足滑墙动作练习(图1-169)。

(5) 邻近关节:髋、膝(图1-43、1-41、1-8)及足趾主动活动练习。

2. 术后3~8周

(1) 重复第1阶段康复训练项目。

(2) 加强髋周肌力抗阻训练。

(3) 踝关节活动度训练,以不引起明显疼痛、患者耐受为度。

(4) 踝关节周围肌肉抗阻训练:包括踝背伸、跖屈、内翻、外翻抗阻训练,10~20次/组,2~3组/天(图1-149)。

(5) 踝关节牵伸技术(图1-6、1-175)。

(6) 足内肌训练:足趾抓毛巾(图1-176)。

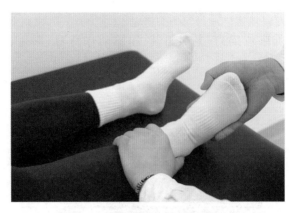

▲ 图 1‑175　被动踝关节牵伸练习

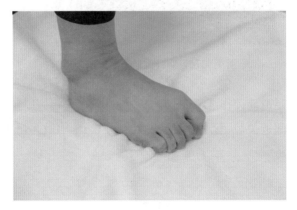

▲ 图 1‑176　足内肌训练:足趾抓毛巾

3. 术后 9～12 周

(1) 开始脱拐步行训练,遵手术医师医嘱从部分负重到完全负重行走训练(图 1‑151、1‑152);前行、后退及侧方步训练,10～20 次/组,2～3 组/天。

(2) 跟腱拉伸训练:加强腿部力量,以强化下肢功能和整个下肢的控制能力,牵伸跟腱。患者下蹲时双足与肩同宽,足尖不要内旋与外旋,与肩呈 90°;躯体与下肢呈 45°～60°,双侧足跟完全着地,背部靠墙,保持 30～60 秒,休息 5～10 秒/组,每组 10～20 次,每天 2～3 组(图 1-55)。

(3)提踵训练:即用脚尖站立,保持 30～60 秒,休息 5～10 秒/组,每组 10～20 次,每天 2～3 组(图 1-30)。

(4)上、下台阶训练(图 1-66)。

(5)平衡及本体感觉训练(图 1-31、1-32、1-166、1-68)。

四、康复注意事项

(1)康复训练过程会加重患侧关节肿胀、疼痛,需药物及物理因子有效控制肿胀疼痛。

(2)康复训练中佩戴护踝,增加训练中踝关节稳定性。

(3)下地负重行走时间需遵循手术医师建议。

(4)避免过度康复训练导致继发性创伤性关节炎发生,每个阶段的康复训练适度、有效。

(5)累及关节的骨折康复训练,需遵循"早期活动晚期负重"原则。

五、居家训练计划(12 周以后)

(1)维持前期所有康复训练项目。

(2)增加下肢肌力训练,尤其是股四头肌肌力训练。

(3)增加灵活性训练及本体感觉训练(图 1-157)。

(4)如持续性踝关节肿胀疼痛伴活动受限,要怀疑骨折同时伴有周围韧带及软组织损伤,必要时做磁共振检查。

六、康复辅具

下肢长形垫枕、踝关节支具、拐杖、助行器等。

病例 11：跟骨骨折

一、简要病史

患者，女，46 岁。因"外伤后致右足跟疼痛伴活动受限 2 天"入院。患者于 2 天前下楼梯时不慎摔跤，右足着地，随即出现右足疼痛肿胀伴活动障碍。遂到当地医院就诊，X 线及三维 CT 检查均显示：右侧跟骨骨折（图 1 - 177、1 - 178）。予石膏外固定，消肿止痛药物治疗。为进一步手术治疗收住入院。

本科检查：右足局部石膏固定中，略肿胀，压痛（＋），活动受限，足背动脉可扪及搏动，足趾活动可。

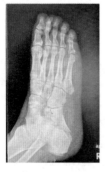
▲ 图 1 - 177 术前 X 线

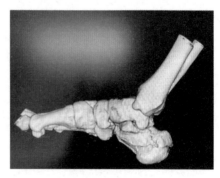
▲ 图 1 - 178 术前 CT

二、手术名称

右跟骨骨折切开复位钢板内固定术(图1-179)。

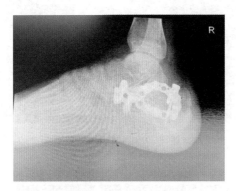

▲ **图1-179 术后X线**

三、术后康复训练

1. 术后1～4周

(1) 抬高患肢。

(2) 股四头肌等长收缩练习。

(3) 踝泵练习。

(4) 间隙性冷敷。

(5) 踝关节主动内翻、外翻练习(图1-180、1-181)。

(6) 跟腱被动轻柔牵伸练习,防止跟腱挛缩(图1-149A)。

(7) 在患肢无明显肿胀情况下,对患者施行轻柔、缓慢踝部手法按摩及被动小范围踝关节活动,防止踝关节软组织粘连(图1-175)。

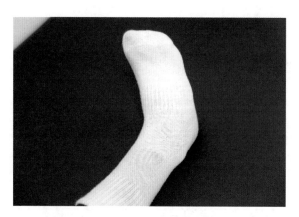

▲ 图 1-180　踝关节内翻练习

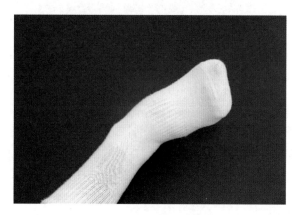

▲ 图 1-181　踝关节外翻练习

（8）增加髋、膝关节主动活动练习。

2. 术后 5～8 周

（1）靠墙踝关节 90°功能位支撑训练（图 1-169）。

（2）足部抗阻训练以增强踝关节各肌群肌力（图 1-149）。

（3）相邻关节肌力训练。

3．术后 9～12 周

（1）根据影像学复查结果及手术医师医嘱，开始行渐进性部分负重训练。

（2）跟腱拉伸训练。

（3）提踵训练。

（4）上、下台阶训练。

（5）本体感觉及平衡训练（图 1 - 157、1 - 68、1 - 166）。

四、康复注意事项

（1）术后早期跟腱被动牵伸训练，防止跟腱挛缩。

（2）如果疼痛、肿胀明显，踝关节活动严重受限，需行踝部 MRI 检查，排除有无跟腱损伤或撕裂。

五、居家康复训练计划

（1）维持前期所有康复训练项目。

（2）患者居家至术后 12 周，经手术医师同意，可以考虑弃拐，鼓励其完全负重行走。

（3）患者在行走训练过程中，同时加强下肢肌力训练，还可前抬腿、侧抬腿、后抬腿、单腿站立及屈髋屈膝、上、下台阶等训练项目。

六、康复辅具

跟靴、踝关节支具、轮椅、拐杖等。

第四节 运动医学术后康复

病例1:肩袖损伤修补术

一、简要病史

患者,女,73岁,因"右肩疼痛伴活动受限7个月余"入院。患者7个月前因跌倒致右肩着地,于当地医院急诊行三维CT示:肩关节无骨折。未做特殊处理。近7个月来肩关节疼痛逐渐加重,并伴活动受限。遂至医院做MRI检查,结果显示:右肩冈上肌肌腱部分撕裂。

本科检查:右肩关节压痛(+)、前屈130°、后伸30°、外展130°、外旋30°、内旋30°、内收30°、伸展30°;Neer试验(+)、空罐试验(+)、满罐实验(+)、外旋减弱试验(+)、抬离试验(+)、Hornblower征(+)。

二、手术名称

关节镜下右肩袖修补+肩峰成形+肩关节松解+关节清理术。

三、术后康复训练

1. 术后1周

(1) 使用上肢悬吊支具制动(图1-93,正位;图1-102,侧位),保持肩关节外展30°。患肢腕关节及手指屈伸、旋转及抓握功能练习。

（2）上肢肌力力量练习。

（3）肘、腕、手指功能练习。

2. 术后 2～6 周

仍以悬吊固定为主。避免主动牵拉肩关节动作，如避免前屈、外展、内旋及外旋肩关节；可以做前臂、腕部及手的主动活动训练，维持前臂、手的关节活动范围和肌肉力量。如健手背后、患手在前，健手拉毛巾带动肘关节屈曲（图 1 - 182）；前臂旋转水杯，手抓握水杯等动作训练（图 1 - 98）。10～20 次/组，2～3 组/天。

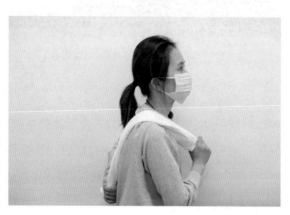

▲ 图 1 - 182　上肢主动活动：健手拉毛巾带动肘关节屈曲

（1）从术后第 1 周开始，患者可以适当做肩关节小范围被动活动，如钟摆运动：上肢自然下垂、在上身的带动下，做前、后、左、右的画圈动作。10～20 次/组，2～3 组/天（图 1 - 109）。

（2）肩胛骨稳定性训练：双侧肩胛骨向后方集中，夹住书本的感觉。每天早、中、晚 3 组，每组 3～5 次（图 1 - 13）。

（3）肩关节被动前屈：仰卧位，托住肘关节，逐渐抬高前臂，运动到头顶，然后托住肘关节缓慢放下，每天早、中、晚 3 组，每组 3～5 次（图 1 - 183）。

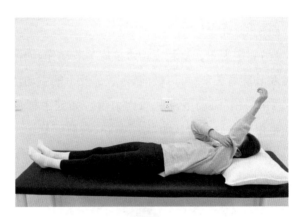

▲ 图 1 - 183　肩关节被动前屈（仰卧位）

3. 术后 7～12 周

（1）继续钟摆运动、被动前屈训练，进阶至被动外展训练。

（2）肩关节辅助上举训练：棍棒操项目训练。术侧手抓住棍棒的上端，健侧手抓住下端，健侧逐渐上举棍子，动作缓慢进行，带动术侧，完成上举动作。每天早、中、晚 3 组，每组 3～5 次（图 1 - 118）。

（3）肩关节被动外旋训练：两手水平持棍子两端放在身体前方，健侧逐渐向术侧推动棍子，带动术侧肩关节外旋。每天早、中、晚 3 组，每组 3～5 次（图 1 - 104C）。

（4）肩关节被动内旋训练：两手水平持棍子两端放在身体后方，健侧上肢缓慢外展，带动手术侧肩关节内旋。每天早、中、晚 3 组，每组 3～5 次（图 1 - 104D）。

（5）肩关节内收训练：健侧手托住术侧肘关节，水平放在身体前方，逐渐将肘关节压向胸前。每天早、中、晚 3 组，每组 3～5 次（图 1 - 184）。

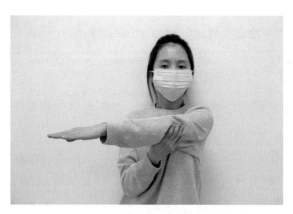

▲ 图 1 - 184　肩关节内收训练

（6）肩关节外展、外旋和内旋训练：仰卧位，术侧肩关节 90°外展，五指并拢前臂垂直于床面，掌心向床面移动是内旋，向头侧移动是外旋。每天早、中、晚 3 组，每组 3～5 次（图 1 - 185）。

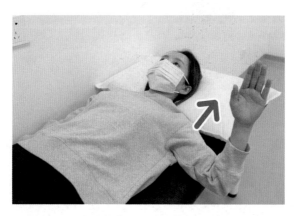

▲ 图 1 - 185　肩关节外展、外旋和内旋训练（仰卧位）

（7）肩关节前屈爬墙训练：面向墙壁，以手指为支点逐渐向上带动前臂爬向上方，同时身体不断与墙壁靠近，使上肢达到最大前屈角度。每天早、中、晚3组，每组3～5次（图1-104A）。

（8）侧方爬墙外展训练：身体侧方对着墙壁，手指不断地向上方爬，身体与墙面距离逐渐缩小，向墙壁移动，直到肩关节达到最大外展角度。每天早、中、晚3组，每组3～5次（图1-104B）。

4. 术后13～18周

（1）继续钟摆运动、外旋、内旋、上举、外展等肩关节活动度训练，增强主动活动。主动适量肌肉力量训练不引起疼痛为宜。

（2）俯卧位肩关节水平外展、外旋抗阻训练：床边俯卧位，手持水瓶（依据自身力量可适量装水）或小重量哑铃，上肢自然下垂，逐渐将水瓶或哑铃抬举到水平位置。每天早、中、晚3组，每组3～5次（图1-186）。

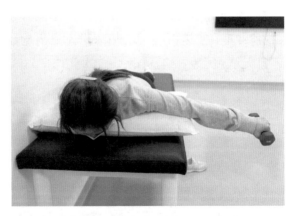

▲ 图1-186　俯卧肩关节水平外展、外旋抗阻训练（俯卧位）

（3）卧位侧方肩关节外旋抗阻训练：侧卧位，术侧肩关节向上，手持水瓶（依据自身力量可适量装水）或小重量哑铃功能位（图

常见骨科术后康复手册

1-187),肘关节90°置于胸前逐渐外旋(图1-188),每天早、中、晚3组,每组3～5次。

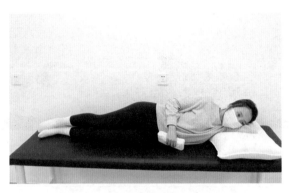

▲ 图1-187 肩关节功能位(侧卧位)

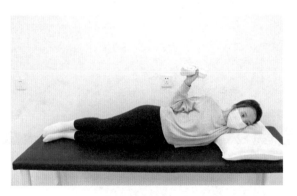

▲ 图1-188 侧方肩关节外旋抗阻训练(侧卧位)

（4）卧位侧方肩关节内旋抗阻训练:侧卧位,术侧肩关节在下方,手持水瓶(依据自身力量可适量装水)或小重量哑铃功能位(图1-189),肘关节90°置于床面,逐渐内旋,直到贴于胸前(图1-190),每天早、中、晚3组,每组3～5次。

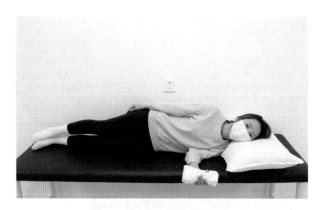

▲ 图 1 - 189　肩关节功能位(侧卧位)

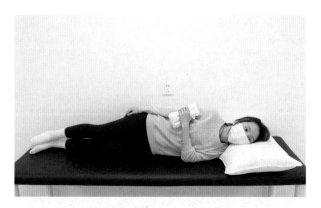

▲ 图 1 - 190　侧方肩关节内旋抗阻训练(侧卧位)

　　(5) 站立位肩关节外展抗阻训练:固定橡皮筋或弹力带,手持橡皮筋或弹力带,逐渐外展肩关节。循序渐进,避免用力过大,再次损伤,每天早、中、晚 3 组,每组 3～5 次(图 1 - 108B)。

　　(6) 站立位肩关节外旋抗阻训练:手持橡皮筋或弹力带,逐渐外旋拉动橡皮筋或者弹力带(图 1 - 121),每天早、中、晚 3 组,每组

3～5次。

四、术后康复注意事项

（1）做好术后伤口护理、预防感染，消除肿胀及控制疼痛。

（2）维持上肢肩、肘、腕、手等关节活动度，避免关节挛缩。

（3）支具保护下遵手术医师医嘱做不同时期的肩关节活动度康复训练。

（4）早期避免做牵拉术侧上肢动作和活动，避免持重物，功能位保护。

五、居家康复训练计划

维持所有前期康复训练项目。重点:肩关节活动度训练。

六、康复辅具

上肢悬吊支具等。

病例 2:前交叉韧带重建术

一、简要病史

患者,男性,35 岁,因"左膝外伤后疼痛伴活动受限 3 周余"入院。患者 3 周前踢足球时不慎跌倒,遂感左膝疼痛伴活动受限。MRI 检查示左膝膝关节前十字韧带损伤、左膝半月板损伤、创伤后单侧膝关节病。

本科检查:左膝广泛压痛(+)、左膝无内外翻、关节肿胀、皮温稍高、膝关节主动活动度(active range of motion,AROM):0~90°、被动活动度(passive range of motion,PROM):0~95°、髌后撞击痛(−)、Shelf征(−)、恐惧征(−)、髌骨内移度Ⅰ度、Q角<15°、前抽屉试验(+)、后抽屉试验(−)、麦氏征(+)、Lachman试验(+)。

入院诊断:①左膝膝关节前十字韧带损伤;②左膝半月板损伤;③创伤后单侧膝关节病。为进一步治疗收住入院。

二、手术名称

膝前交叉韧带重建术+半月板修补+半月板成形+髁间凹成形+关节清理术。

三、术前预康复

(1) 重建术前康复宣教尤其重要。可以使患者或运动员为术后训练做好预康复准备。

(2) 预康复宣教和由此产生的术后康复训练中的独立性和依从性可以加速康复进程,减少术后并发症。

(3) 术前康复计划包括教会患者体验性练习:

1) 足跟后垫毛巾卷被动过伸练习。

2) 股四头肌收缩练习。

3) 直腿抬高(straight leg raising,SLR)练习(术后支具固定于0°)。

4) 主动膝关节屈曲练习。

5) 健肢辅助患肢进行主动伸膝练习(早期0~90°或遵手术医

师医嘱)。

6) 髌骨滑动练习。

四、术后康复训练

1. 术后 0~2 周(保护期)

(1) 强调完全被动伸直、控制术后疼痛,肿胀。

(2) 膝关节支具锁定 0°伸直位。

(3) 踝泵练习。

(4) 股四头肌静力练习。

(5) 髌骨滑动练习。

(6) 辅助伸膝练习(图 1-84)。

(7) 主动伸膝练习(图 1-85)。

(8) 直腿抬高练习(支具保护下)(图 1-170)。

(9) 站立向前摆腿(靠墙):身体靠墙,双腿站稳,患肢慢慢自然向前摆动(支具保护下)。

(10) 遵手术医师医嘱,术后早期支具保护下、双拐支撑下小部分负重行走。

【注意事项】

(1) 支具应锁定在 0°伸直位;肌力和活动度训练时可不使用支具。

(2) 药物有效控制术后渗出、肿胀和疼痛。

(3) 间隙性冰敷。

(4) 遵手术医师医嘱:支具保护下,挂双拐可行走(患者可踩地,术后第 1 天即可)。

(5) 避免长时间站立、行走,以免加重术后疼痛及肿胀。

2. 术后 3～6 周

（1）维持第 1 阶段所有康复训练项目。

（2）支具锁定在 0°位,渐进性挂拐行走训练（负重程度遵手术医师医嘱）。

（3）髌骨滑动训练。

（4）股四头肌肌力训练、再训练（股四头肌生物反馈及电刺激）及抗阻训练。

（5）直腿抬高训练（支具锁定在 0°位）及髋部抗阻训练（沙袋 0.5～1 kg 起）。

（6）髋关节屈曲、外展、内收抗阻训练、踝关节抗阻训练。

（7）被动/辅助/主动膝关节屈曲 0～90°（术后 4 周）～120°（术后 6 周）训练。

（8）伸膝训练（图 1－191）。

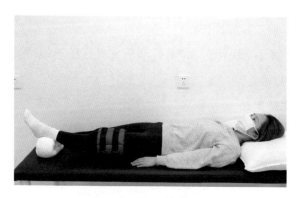

▲ 图 1－191　伸膝训练

（9）提踵训练（支具保护下,可扶桌子或窗台）（图 1－30）。

（10）渐进性负重训练（图 1－151、1－152）。

【注意事项】

（1）有效控制肿胀疼痛，完成各项训练项目后膝关节周围间隙性冰敷。

（2）此期膝关节屈曲目标要求达到：90°（术后4周）→120°（术后6周）或遵手术医师医嘱。

（3）术后重视股四头肌肌力、髋周肌力训练。

（4）渐进性下肢肌力抗阻训练。

（5）术后4周可双拐→单拐→直至6周后逐渐弃拐或遵手术医师医嘱。

3．术后7～16周

（1）维持所有前期康复训练项目。

（2）保持6周所达到的肌肉力量及活动度。

（3）继续髌骨滑动训练，保持髌骨活动度良好。

（4）强化股四头肌力量及下肢平衡力量训练（图1-63、1-31）。

（5）靠墙静蹲训练（图1-55）。

（6）恢复正常步态（无痛）。

（7）在无痛且控制良好的条件下，上、下台阶训练（图1-66）。

（8）如果关节活动度＞115°，可进行标准自行车训练。

（9）重心转移训练：侧走步训练（图1-64）、一字步训练（图1-32）。

（10）本体感觉训练（图1-68、1-166、1-157）。

4．术后16周后

术后16周后，逐步进行一些运动专项训练比如直线跑，剪切步及敏捷性训练等。等运动员通过重返运动测试后，再安全重返运动。

【注意事项】

（1）在股四头肌控制良好和下肢对线恢复前，避免反复上、下楼梯。

（2）训练和功能活动时避免疼痛。

（3）按照手术医师医嘱，术后不同时期更改膝关节辅具（如可调节式膝关节支具、髌骨护膝等）。

五、居家康复训练计划（16 周以后）

（1）本体感觉训练（生物力学踝关节平台系统/健侧弹力带训练）。

（2）使用电动踏板进行用力向下踩踏训练。

（3）有条件可水中步态训练。

（4）有条件去专科医院做等速运动康复训练。

（5）依据评估结果进行家庭日常活动性康复训练计划。

六、康复辅具

可调节式膝关节支具、护膝、拐杖等。

第二章

骨科术后管理及功能评价

第一节 术后管理

随着骨科快速康复(enhance recovery after surgery，ERAS)理念的发展和深入，骨科术后管理形成了一个多学科的团队管理模式，其中包括手术医师、麻醉医师、重症监护室医师、康复医师及治疗师、护士、营养师等成员共同参与管理。内容包括降低患者手术创伤应激反应、术后抗凝和出血风险评估及管理、术后镇痛、术后抗感染、术后营养、术后谵妄、术后抗骨质疏松症治疗、术后功能康复、术后护理、术后心理问题干预及支持等措施。其目的在于促进患者术后康复，减少并发症及缩短住院时间。作为康复医师，和骨科医师一样需要了解并掌握骨科的术后医疗处理及管理，尤其随着骨科患者住院时间的缩短，部分术后患者会转入康复医学中心做进一步的后续康复治疗，术后的多学科管理是患者功能康复的有力保证。

一、术后血栓和出血风险评估及管理

静脉血栓栓塞(venous thromboembolism，VTE)因发病率高、死亡率高而引起医务人员的高度重视，但同时这一疾病也被认为是"最有可能预防的一种致死性疾病"。骨科患者术后因患者创伤导致血管内膜损伤，水、电解质紊乱使血液处于高凝状态，手术应激反应及本身的基础疾病等因素导致患者血栓发生率较高。有研究表明，髋关节置换术、膝关节置换术、髋部骨折术后患者下肢深静脉血栓(deep venous thrombosis，DVT)发生率分别为 $2.4\%\sim$

6.49%、3.19%、3.77%～16.1%。目前 Caprini 评估量表是一种
简单方便、有效、实用的 VTE 风险预测评估工具,被广泛应用于临
床。评估量表涵盖了约 40 个血栓形成危险因素,每个危险因素根
据危险程度有 1～5 分不同分数,根据最后累积分数将患者的 VTE
发生风险分为极低危(0 分)、低危(1～2 分)、中危(3～4 分)、高危
(≥5 分)4 个等级,不同的等级推荐不同的预防及治疗措施。

(一) 进行血栓与出血风险评估

1. VTE 血栓危险因素评分及分级评分

普通外科患者 VTE 评估推荐采用 Caprini 评估量表(表 2 -
1),根据该评估量表评分对手术患者进行血栓危险因素评分及分
级评分(表 2 - 2)。

表 2 - 1　VTE 血栓危险因素评分

评分	危险因素
每项 1 分	年龄 41～60 岁、下肢肿胀、静脉曲张、BMI>25、计划小手术、脓毒血症、(<1 个月)急性心肌梗死、充血性心力衰竭(<1 个月)、需卧床休息的内科疾病、炎症性肠病病史、大手术史(<1 个月)、肺功能异常(如慢性阻塞性肺气肿)、严重肺部疾病(包括肺炎)(<1 个月)、口服避孕药或激素替代疗法、妊娠或产后状态(<1 个月)、不明原因死胎、反复流产(≥3 次)、因毒血症或胎儿生长停滞造成早产、其他风险因素
每项 2 分	年龄 61～74 岁、关节镜手术、中心静脉置管、大手术(>45 分钟)、恶性肿瘤、腹腔镜手术(>45 分钟)、限制性卧床(>72 小时)、石膏固定(<1 个月)
每项 3 分	年龄≥75 岁、DVT/PE 病史、凝血因子 V Leiden 突变、血栓家族史、凝血酶原 20210A 突变、狼疮样抗凝物质、高半胱氨酸血症、肝素引起的血小板减少症(避免使用普通肝素或低分子肝素)、抗心磷脂抗体升高、其他先天性或获得性易栓症

续表

评分	危险因素
每项5分	卒中(<1个月)、多处创伤(<1个月)、择期下肢主要关节成形术、髋部、盆腔或下肢骨折(<1个月)、急性脊髓损伤(瘫痪)(<1个月)

注:PE,pulmonary embolism,肺栓塞。

表2-2 外科手术患者 VTE 危险分层

分级	普通外科手术	无预防措施时,预计 VTE 基线风险(%)
非常低危	Caprini 0	<0.5
低危	Caprini 1~2	<1.5
中危	Caprini 3~4	<3
高危	Caprini ≥5	6

注:血栓风险等级:极低危(0分),低危(1~2分),中危(3~4分),高危(≥5分)。

2. 出血风险常规危险因素及等级分层评估

外科手术出血风险常规危险因素评估包括:年龄≥75岁、活动性出血、既往大出血病史、已知未治疗的出血疾病、严重肾或肝功能衰竭、血小板减少症、急性脑卒中、未控制的高血压、腰穿或硬膜外或椎管内穿刺前4小时→后12小时,着重于患者年龄、有无出血病史、严重肝肾功能衰竭、急性脑卒中等常规出血危险因素评估。外科手术出血风险分级表(表2-3)中关于骨科手术出血风险更侧重于骨科手术类型与出血危险程度的相关性评估。其中关节置换手术(髋、膝、肩)、骨盆骨折、髋部骨折、四肢骨折、重大脊柱手术、骨肿瘤手术、二次翻修术等属于高危风险等级的手术类型,具有高出血风险,药物预防需慎重选择。

表 2‑3　外科手术出血风险分级表

出血风险	高危	低危
内镜操作	除外出血风险低危的内镜操作，包括内镜＋实体肿物针吸活检、狭窄扩张（食道、结直肠）、内镜下氩等离子凝固治疗、息肉切除术、经皮胃镜胃造口术（PEG）、曲张血管硬化、痔核硬化、贲门失弛缓扩张术、黏膜切除术/黏膜下切除术（ESD）、胰腺囊肿超声细针穿刺活检、壶腹切开术	食道、胃、十二指肠镜或结肠镜检查（不做活检）、超声内镜无活检、内镜下逆行胰胆管造影（ERCP）、内镜下支架入术、乳头肌扩张无括约肌切开
胸外科手术	除外出血风险低危的胸外科手术，包括肺叶切除术、一侧全肺切除术、胸膜全肺切除术、淋巴结清扫术、食管手术、胸膜剥脱术	单纯肺楔形切除术、单纯肺大疱切除术、胸膜活检（无胸膜出血、渗血）、纵隔肿物切除术、胸壁肿物切除术
泌尿外科手术	肾上腺相关手术、肾脏相关手术、输尿管相关手术（非结石类手术）、经皮肾镜碎石术、膀胱切除/部分切除术、前列腺根治性切除术、经尿道膀胱肿瘤电切术（TUR‑Bt）、经尿道前列腺切除术（TUR‑P）、睾丸部分切除/切除术、阴茎部分切除/切除术、经尿道闭孔无张力尿道中段悬吊术（TVT‑O）、腹膜后肿物切除术、回肠膀胱术	膀胱内镜检查、双猪尾管（DJ 管）置入/置换/取出术、输尿管镜检查术、经尿道膀胱镜/输尿管镜碎石术、骶神经刺激电极植入/调节/取出术、前列腺粒子植入术、前列腺-尿道金属支架置入术、膀胱镜内切开术、尿道扩张术、尿道肿物切除术
骨科手术	股骨颈骨折手术、髋关节置换术、膝关节置换术、骨盆、长骨骨折切开复位内固定术、重大脊柱手术、人工肩关节置换术、骨肿瘤手术、二次翻修手术	手外科手术，足外科手术，小型脊柱外科手术，肩、手、膝、足部关节镜检查及手术

续表

出血风险	高危	低危
普通外科手术	甲状腺相关手术、胃相关手术(除外穿孔修补术)、减肥手术、脾切除术、胰腺相关手术、胆囊手术、胆道相关手术、十二指肠相关手术(除外穿孔修补术)、小肠相关手术、结肠相关手术、直肠相关手术、肝脏手术	乳腺手术、疝气手术、消化道穿孔修补术、造口还纳术、造口术、阑尾手术、皮肤肿物切除术

(二) 根据血栓与出血风险评估结果给予机械或药物预防

见表 2-4。

表 2-4 不同 VTE 风险与出血风险对应的预防措施

VTE 风险	出血风险	预防措施
极低风险(Caprini 0)	—	早期活动,无须使用机械或药物抗凝措施
低风险(Caprini 1~2)	—	机械预防措施,建议使用 IPC
中等风险(Caprini 3~4)	不伴高出血风险	低分子肝素、普通肝素或使用 IPC
中等风险(Caprini 3~4)	伴高出血风险	使用 IPC
高风险(Caprini≥5)	不伴高出血风险	低分子肝素、普通肝素,建议同时使用机械预防措施,如弹力袜或 IPC
高风险(Caprini≥5)	伴高出血风险	使用 IPC,直到出血风险消失可启用药物预防
高风险(Caprini≥5)但对低分子肝素、普通肝素禁忌的患者	不伴高出血风险	磺达肝癸钠,小剂量阿司匹林,建议同时使用机械预防措施,如 IPC

VTE 风险	出血风险	预防措施
高风险(Capriniz5)的腹盆腔肿瘤手术患者	不伴高出血风险	延长低分子肝素预防(4 周)

注:IPC，intermittent pneumatic compression,间歇充气加压治疗。

1. 机械预防

弹力袜:用于 DVT 初级预防,脚踝水平压力推荐在 18～23 mmHg(1 mmHg=0.133kpa);过膝弹力袜优于膝下弹力袜。

IPC:推荐每天使用时间至少保证 18 小时。

2. 药物预防

(1) 普通肝素:5000 IU 皮下注射,2 次/天,术前 2 小时开始给药。

(2) 低分子肝素:皮下注射,1 次/天,术前 12 小时给药,剂量根据血栓风险和患者体重调整。

(3) 磺达肝癸钠:2.5 mg 皮下注射,1 次/天,术后 6～8 小时开始给药。

(4) 阿司匹林:对于 VTE 高风险但无出血高风险的患者,不耐受肝素和低分子肝素时,可以尝试口服小剂量阿司匹林(75～150 mg/d)。

3. 药物使用注意事项

(1) 肝素类药物禁忌:活动性出血、活动性消化性溃疡、凝血功能障碍、恶性高血压、细菌性心内膜炎、严重肝肾功能不全、既往发生肝素诱导的血小板减少症(heparin-induced thrombocytopenia,HIT)或对肝素过敏者。

(2) 肝素:年龄>75 岁肾功能不全、进展期肿瘤等高出血风险人群建议监测＜30 mL/min 患者,建议减量。

（3）低分子肝素:严重肾功能不全患者建议使用肝素。对肌酐清除率＜30 mL/min 患者,建议减量。

（4）使用肝素和低分子肝素时,每 2～3 天应监测血小板计数,预防 HIT 发生。如血小板计数降至基线 50％以下时,除外其他原因引起血小板减少原因,应立即停用肝素类药物。

（5）磺达肝癸钠:对本品过敏,肌酐清除率＜20 mL/min 者禁用,其他禁忌同肝素;HIT 可用。

二、术后镇痛

1. 骨科术后镇痛理念及重要性

骨科手术通常创伤较大,导致术后疼痛严重,如疼痛控制不佳会增加患者手术并发症,影响康复时机和效果,导致患者心理焦虑,影响睡眠,部分会发展为慢性疼痛,甚至致残死亡。目前疼痛已被世界卫生组织列为人体"第五大生命体征",术后有效镇痛可促进患者早日康复,这也是优化快速康复理念的五大目的之一。

2. 骨科手术类型与疼痛评估(表 2-5)

表 2-5　骨科手术类型与疼痛程度

疼痛程度	分值	骨科手术类型
轻度疼痛	1～3	关节清洗术、局部软组织手术、内固定取出等
中度疼痛	4～6	关节韧带重建、脊柱融合术、椎板切除术等
重度疼痛	7～10	骨肿瘤手术、关节置换术、骨折内固定术、截肢术等

目前骨科常用的疼痛评估方法为视觉模拟评分（visual

analogue scale，VAS)，具体评价方法是在纸上划一条长线或使用测量尺，两端为 0 分和 10 分，分别代表无痛和剧烈疼痛。患者在最能反映自己疼痛程度处做数字标记(0～10 分)，评估者根据标记位置及对应的数字评估患者的疼痛程度。一般会让患者做两种状态下评估：静息和活动状态下疼痛评分，以得到一个较客观的评分分数。根据推荐的手术类型及疼痛程度评分，指导骨科术后镇痛的模式及药物选择。

3. 骨科术后镇痛模式的选择(表 2-6)

表 2-6 骨科术后不同疼痛程度的治疗方案

疼痛程度	VAS 分值	处理方式
轻度疼痛	1～3	NSAIDs 非药物治疗
中度疼痛	4～6	弱阿片类药物＋NSAIDs＋/－辅助药物 非药物治疗
重度疼痛	7～10	强阿片类药物＋NSAIDs＋/－辅助药物 非药物治疗

疼痛处理是为了缓解术后疼痛、改善功能、加速康复、减少患者的不良感受和情感体验，提高术后患者生活质量。骨科术后患者疼痛有以下特点。

(1) 涉及各个年龄段，以老年人群为多见。如关节置换手术、骨质疏松性骨折(以髋部骨折、脊柱骨折及前臂骨折多见)。这些患者属于心脑血管疾病高风险人群，在选择镇痛药物时需慎重。

(2) 因术后要及时功能康复，尽早锻炼，对术后镇痛要求较高，推荐使用非甾体类消炎止痛药(nonsteroidal antiinflammatory

drugs，NSAIDs），较阿片类药物镇痛时间更长，耐受性更好，能有效控制运动型疼痛，加速功能康复。

（3）骨科术后合理有效镇痛有利于术后康复，应遵循以下原则：①重视疼痛健康宣教。②合理选择疼痛评估方法。③尽早对疼痛进行干预。④提倡多模式镇痛。⑤注重个体化镇痛。⑥也可采用物理方式镇痛，如间接性冰敷，物理因子镇痛等。

疼痛治疗也包括非药物治疗，如健康宣教，物理因子治疗（冷敷、热敷、针灸、手法按摩、经皮电刺激、超声、微波等），可用于不同程度的镇痛治疗。也可选择辅助药物改善疼痛引起的焦虑、失眠、肌肉紧张等症状：如镇静药、抗焦虑药或肌松药等。

（4）镇痛药物首选 NSAIDs，此类药物是骨科术后镇痛的基础用药，分为非选择 COX 抑制剂及选择性 COX-2 抑制剂。后者可降低和减轻对胃肠道黏膜损伤，避免其他非甾体抗炎药的消化道溃疡和胃出血等不良反应。其次 NSAIDs 类药物在骨科术后镇痛有两大优点（表 2-7）。

表 2-7　不同种类 NSAIDs 的作用机制

NSAIDs 种类	作用机制	备注
非选择 COX 抑制剂	抑制花生四烯酸代谢中的 COX-1 和 COX-2，减少前列腺素的合成，具有解热、镇痛、抗炎作用	对 COX-1 和 COX-2 抑制作用选择性较差，在抑制 COX-2 的同时也抑制 COX-1，导致在胃肠黏膜中起保护作用的前列腺素的合成也受到抑制，因此对胃肠道和肾脏的不良反应明显高于选择性 COX-2 抑制剂

NSAIDs 种类	作用机制	备注
选择性 COX-2 抑制剂	选择性抑制 COX-2 的活性,强烈对抗组织炎症,对 COX-1 的抑制作用弱,不影响胃肠黏膜中前列腺素的合成,降低和减轻了长期用药对胃肠道黏膜的损伤,避免了其他 NSAIDs 的消化道溃疡和胃出血等不良反应	不良反应少,是较理想的 NSAIDs

1) NSAIDs 不影响神志,在骨关节组织分布浓度高,用于骨关节术后更有助于早期开展主动康复运动训练。

2) 与阿片类药物联合使用是术后镇痛最重要的方法,有显著的"吗啡节俭效应",能减少阿片类药物剂量及不良反应,经济实用。

3) 减少阿片类药物使用,能减少老年患者术后谵妄及认知障碍的发生风险。

优化术后镇痛临床路径,是加速康复的核心,是确保骨科术后康复的关键。

三、术后血液管理

骨科手术种类繁多,创伤较大。手术创伤造成的显性或隐形失血,易造成患者术后贫血甚至发生低血容量性休克。因此加强术后管理,减少术后出血对促进患者康复进程非常重要。术后血液管理措施包括:抬高患肢、手术切口部位采用弹力绷带适度加压包扎、间歇性冰敷等;注意切口引流量及颜色变化,监测血红蛋白水平,必要时输血治疗;可口服或静脉补充铁剂和促红细胞生成素及两者联合使用纠正贫血。

四、术后营养及饮食管理

术后患者营养不良及贫血、低蛋白血症是影响术后并发症、伤口不愈合及功能康复时间延迟的独立危险因素。骨科手术患者中约27%存在不同程度的低蛋白血症,其程度与年龄呈正相关(>60岁)。即使术前营养状况良好的骨科患者,由于术中出血量大、术后进食量下降或服用阿片类镇痛药等因素导致恶心、呕吐、便秘等消化系统症状,其术后营养指标也可能出现明显下降。在营养治疗方面,只要肠道功能允许,建议优先选择口服营养补充或肠内营养途径。对于明确营养不良患者,可优先选择口服免疫营养补充制剂,术前连续使用5～7天。持续给予营养支持,以高蛋白(牛肉、猪肉、鱼虾、鸡鸭、鸡蛋、牛奶等)、高纤维及富维生素饮食(水果、蔬菜等)为主,必要时给予胃肠动力药物及助消化药物等,促进胃肠蠕动及消化吸收。

对于术前禁食、禁饮,据传统观点认为,术前10～12小时应开始禁食,外科中结直肠手术禁食时间可能更长。有研究表明,缩短术前禁食时间,有利于减少术前患者的饥饿、口渴、烦躁、紧张等不良反应,有助于减少术后胰岛素抵抗,缓解分解代谢,缩短住院时间。除合并胃排空延迟、胃肠蠕动异常和急诊手术等患者外,目前提倡禁饮时间延后至术前2小时,之前可口服清饮料,包括清水、糖水、无渣果汁、碳酸饮料、清茶及黑咖啡(不含奶),不包括酒精类饮品;禁食时间延后至术后6小时,之前可进食淀粉类固体食物(牛奶等乳制品的排空时间与固体食物相当),但油炸、脂肪及肉类食物需要更长的禁食时间。术前推荐口服碳水化合物的饮品,通常是在术前 10 小时予患者饮用 12.5% 的碳水化合物饮品 800 mL,术前 2 小时饮用≤400 mL。骨科术前饮水饮食管理的调整提高了患者术后体能及营养状况,对功能康复提供了有力的保障。

五、术后抗骨质疏松药物治疗

骨质疏松性骨折是骨科最常见的骨折之一。继发于骨质疏松症患者,有低能量暴力所致。骨科术后易发生并发症,如钢板螺钉断裂失效、内植入物及假体周围骨折、内固定松动等,易发生骨折延迟愈合或不愈合,再骨折风险增加等。骨质疏松性骨折治疗不仅强调复位、固定、功能康复锻炼,还需抗骨质疏松治疗。

骨质疏松性骨折的病理基础是骨质疏松,在术后应积极开展规范的抗骨质疏松治疗,防止骨质疏松进一步发展,预防再骨折发生。有研究表明,骨质疏松性骨折患者给予积极的抗骨质疏松药物治疗,可减少术后骨质疏松相关并发症、降低再骨折风险。多部指南指出:骨质疏松性骨折发生后,抗骨质疏松药物与骨折外科治疗同时进行。在骨质疏松骨折发生前已接受抗骨质疏松药物治疗,骨折愈合期间不建议停药;骨质疏松骨折发生前,未使用抗骨质疏松药物者,应在骨折处理后,尽早使用抗骨质疏松药物治疗;骨质疏松性骨折发生前,已使用抗骨质疏松药物者,应重新评估骨质疏松状况,不建议停药。

《原发性骨质疏松症诊疗指南(2022)》还指出,对于骨质疏松性骨折的抗骨质疏松药物干预,需根据骨质疏松程度,注重个体化原则;还应考虑药物的适应征和禁忌证、临床疗效、安全性、经济性和依从性等因素,合理使用。目前抗骨质疏松药物,包括骨吸收抑制剂,骨形成促进剂及其他机制类药物。通常首选使用较广谱、抗骨折谱的药物,如双膦酸盐、低舒单抗等(表2-8)。

表2-8　术后抗骨质疏松的药物治疗

分类	药物名称	临床疗效	注意事项	不良反应
骨吸收抑制剂	双膦酸盐	● 提高腰椎和髋部骨密度 ● 降低椎体和髋部等部位再骨折发生率	● 肌酐清除率<35 mL/min时,不建议应用 ● 以下情况者(需要平卧者、口服用药依从性较差者、有反流性食管炎或食管疾病者、口服用药胃肠道反应较大),推荐选择静脉双膦酸盐治疗	● 胃肠道不良反应(口服) ● 一过性"流感样症状" ● 肾脏毒性 ● 下颌骨坏死 ● 非典型股骨骨折
	降钙素	● 对急性骨丢失和疼痛有较好的治疗作用	● 少数患者使用药物后出现面部潮红、恶心等不良反应,偶有过敏现象,可按照药品说明书的要求确定是否做过敏试验	● 面部潮红、恶心等 ● 与恶性肿瘤风险轻微增加相关
	雌激素	● 提高椎体和髋部骨密度	● 建议在专科医师指导下个体化运用 ● 不推荐在骨折急性期使用	● 子宫内膜癌 ● 乳腺癌 ● 心血管疾病 ● 血栓 ● 体重增加
	选择性雌激素受体调节剂	● 增加骨密度 ● 降低椎体骨折风险	● 建议在专科医师指导下个体化运用 ● 不推荐在骨折急性期使用	● 静脉血栓风险

分类	药物名称	临床疗效	注意事项	不良反应
	地舒单抗	● 提高腰椎和髋部骨密度 ● 降低椎体、非椎体和髋部骨折风险	● 纠正低钙血症,治疗前后需补充充足的钙剂和维生素D	● 低钙血症 ● 严重感染 ● 皮疹、皮肤瘙痒、肌肉和骨痛 ● 下颌骨坏死 ● 非典型股骨骨折
骨形成促进剂	甲状旁腺激素类似物	● 增加腰椎骨密度 ● 降低椎体和非椎体骨折风险	● 绝经后骨质疏松多发性骨折、双膦酸盐治疗后仍发生骨质疏松性骨折;严重骨质疏松骨折(T<−3.0)或多发骨质疏松骨折患者推荐使用	● 增加骨肉瘤风险

六、术后抗感染药物使用

骨科手术种类繁多,抗菌药物应用广泛,需严格掌握指征,合理使用术后抗菌药物。任何的骨科术后切口感染,对手术医师都是"灾难",不但延缓康复时机,延长患者住院时间,增加医疗费用,也给医患双方带来极大的心理负担。

1. 用药指征

Ⅰ类手术切口:手术范围大、手术时间长、污染机会增加、异物植入手术、高危感染因素患者。

Ⅱ类手术切口:术前发生或术后继发细菌感染患者。

骨科手术多属Ⅰ类切口,如关节置换手术(髋、膝、肩);创伤手术,如锁骨骨折、肩关节骨折、肘关节骨折、桡骨远端骨折、骨盆骨折、股骨颈骨折、股骨粗隆骨折、髌骨骨折、胫骨平台骨折、踝关节骨折、跟骨骨折等行切开复位内固定手术,术中多使用内固定植入物,如关节假体、钢板、螺钉、钢针、钢丝等,需预防性使用抗菌药物。

2. 抗菌药物选择及疗程

预防性抗菌药物多选用金黄色葡萄球菌的抗菌药物;术后继发感染需根据细菌培养和药敏试验结果选择合适的抗菌药物控制感染。

Ⅰ类骨科手术切口:手术时间<2小时,术前给药1次;如手术时间超过3小时或超过所用药物半衰期的2倍以上,或成人出血量超过1500 mL,术中应追加1次,预防用药时间不超过24小时。

Ⅱ类手术切口:预防用药时间不应超过24小时;治疗性抗菌用药至患者体温正常、症状消退后72~96小时停药。有研究表明,没有证据的延长抗菌用药时间,会造成医院常见感染菌和定植菌耐药率的增高。

七、术后功能康复

随着骨科快速康复(enhanced recovery after surgery,EARS)理念的应用和深入,骨科术后康复医师及治疗师作为多学科团队的成员,越来越受到重视。而术后康复各种有效的治疗方法减少了患者的应激及并发症、预防功能残疾、促进功能康复,是EARS的最终目标。

骨折治疗的三大原则是复位、固定和功能康复。康复治疗是手术的延续,没有康复的手术只能说成功了 2/3。骨关节损伤后的康复治疗不仅能促进骨折的愈合,也有助于损伤的肌肉、肌腱、韧带和关节囊等软组织的愈合作用。同时可预防和减少关节粘连和僵硬,最大限度恢复患者功能,促进患者重返社会和工作,拥有独立和尊严,这才是康复医学的真正意义所在。

关节功能障碍是骨科术后最常见的并发症之一,严重影响患者日常生活质量。主要原因有:关节肿胀、伤口感染、骨折畸形愈合或不愈合、组织缺损、瘢痕粘连、肌肉萎缩、关节僵硬、专业康复介入时间不及时等。如术后早期康复理念及康复治疗介入,可大大减少并发症发生,提高手术疗效,提高患者日常生活能力及生活质量。随着现代骨科手术新技术的不断发展,骨折术后治疗的三驾"马车":复位、固定和功能康复让"伤筋动骨"无需 100 天才可以开始"动起来"。根据骨折类型、有无移位、有无骨质疏松症等情况,在遵循手术医师医嘱后,即可积极开展早期康复训练,助力患者功能康复。

目前骨科康复常用的治疗方法包括以各种物理因子(声、光、电、冷、热、磁、水等)为主的物理治疗方法和以功能训练为主的运动康复手段。

(一) 物理因子治疗

(1) 抗炎消肿:如超短波、短波、紫外线、磁疗等。

(2) 消炎镇痛:如短波、微波、红外线、蜡疗等。

(3) 促进组织修复和再生:如红外线、音频、直流电离子导入等。

（4）促进瘢痕软化：如超声波、音频电疗法等。

（5）预防治疗肌肉萎缩：如低频脉冲电疗法、功能性电刺激、干扰电等治疗方法。

（二）运动功能训练

如牵伸训练、肌力训练、关节活动度训练、手法放松训练、重心转移训练、平衡训练、步态训练等。常用康复治疗技术包括：关节松动技术、引流技术、软组织放松技术、神经松动技术等。

（三）运动仪器训练方法

如等速肌力测试与训练方法，被认为是肌肉功能测试和训练技术的一大革新。多用于运动医学的肩袖损伤重建术后、膝关节前后交叉韧带损伤重建术后等康复功能训练的方法之一。此外，等速肌力训练仪器具备多种训练模式，可满足骨科术后不同阶段的肌力改善及增强训练需求。在骨科术后评价方面，等速评估方法客观准确，被认为是评估测量肌肉功能的金标准之一。

随着术后康复理念和技术的不断深入和拓展，功能康复的时间也在不断延续：从"快速康复"到"持续康复"；从"早期康复"到"长期康复"再到"居家康复"。尤其是随着互联网平台的推出和完善，人工智能（artificial intelligence，AI）技术的开发及应用，康复医师及治疗师可通过视频、微信群及公众号、人工智能等远程监督和指导术后患者居家进行康复训练，提高了患者的依从性、便利性和延续性。《健康中国行动（2019—2030年）》提倡"共筑健康中国，共享健康生活"，正是康复理念普及和实施的最好践行。

第二节　术后功能评价

　　骨科术后功能评价是评估手术及术后功能的重要指标,也是指导整个康复计划中从评估到治疗的重要环节。本书结合实用性、功能性及实操性等特点,按部位和疾病节选了国内外常用的 13 个骨科术后评价量表,按部位分为 4 个部分,分别是上肢、脊柱、骨盆和下肢,供同仁参考。

一、Constant-Murley 肩关节评分系统

　　该评分系统由英国学者 Constant 和 Murley 于 1987 年提出,包括疼痛、日常活动、主动运动范围及力量 4 项指标。其中主观评价指标包括疼痛和日常活动(35 分),客观评价指标包括了主动运动范围和力量(65 分),总分为 100 分。

二、改良 Mayo 肘关节功能评分系统

　　1985 年,An 和 Morrey 对 Mayo 肘关节功能评分进行了改良,改良后的评分内容包括活动度、力量、稳定性和疼痛 4 项内容,满分为 100 分,分为优、良、可、差 4 个等级。

　　分级标准:优,90～100 分;良,80～89 分;可,70～79 分;差,<70 分。目前广泛应用于肘关节功能评估。

三、Jakim 桡骨远端骨折疗效评价

　　该评分系统最早见于 Jakim 等作者于 1991 年发表于 *JBJS*

杂志上的一篇文章。文中作者运用此评分系统评价由外固定支架治疗经关节面的桡骨远端骨折患者的疗效。该评价系统中,功能评分占 60 分,影像学占 40 分,总分 100 分。

分级标准:优,90～100 分;良,80～89 分;可,70～79 分;差,＜70 分。

四、JOA 脊髓型颈椎病评分系统(17 分法)

日本骨科学会(Japanese Orthopaedic Association,JOA)制订出 17 分法用于评价脊髓型颈椎病的脊髓功能,分值 0～17 分,已在临床上广泛应用。此法综合评估了包括患者的上肢功能、下肢功能、感觉水平及膀胱功能,对功能、神经状态进行定量计算,在全球范围内已为脊柱外科医师广泛采纳,用于评价脊髓颈椎病的疗效。满分 17 分,临床上常用恢复率来比较治疗前后及随访前后脊髓功能的变化。

恢复率(百分率) =(术后评分 － 术前评分)/17 × 100

五、JOA 腰痛评分系统

JOA 于 20 世纪 70 年代提出腰背痛疗效评分系统。此评估系统包括自觉症状和客观检查两部分。自觉症状部分包括腰痛、下肢疼痛及麻木、步行能力,每个项目 3 分,共 9 分;客观检查包括直腿抬高试验、感觉、肌力,每个项目 2 分,共 6 分;满分 15 分。分别在治疗前和治疗后对患者进行评估,根据分值计算治疗前后改善率,以此评价治疗后下腰痛的改善程度及疗效。

改善率 =(治疗后分值 － 治疗前分值)/(正常值 － 治疗前分值)

六、Lowa 骨盆骨折评分系统

Lowa 骨盆评分系统主要用于骨盆骨折后功能恢复程度的定量评价。该评分内容主要依据患者日常活动能力、工作状况、疼痛程度、行走步态、视觉疼痛线以及外形改变 6 项内容对骨盆骨折术后的功能恢复程度进行评价。总分 100 分。

分级标准:优,>90 分;良,80~90;可,70~80;差,<70 分。

七、Harris 髋关节评分系统

Harris 于 1969 年提出了一种评价人工髋关节置换术前患者功能状态及术后疗效的评价系统。该评分系统观察指标主要包括疼痛、功能、畸形和关节活动度 4 个方面,满分 100 分。其中疼痛和功能性活动的权重较大,分别为 44 分和 47 分,关节活动度所占权重较小,只占 9 分。Harris 髋关节功能评分系统目前在国内外髋关节置换术疗效评价中被广泛应用。

分级标准:优,90~100 分;良,80~89 分;可,70~79 分;差,<69 分。

八、加州洛杉矶大学髋关节评分系统

美国加州洛杉矶大学(University of California Los Angeles,UCLA)髋关节功能评分的评估内容包括疼痛、步行和活动功能,被广泛用于髋关节手术在术后日常活动能力康复后的疗效评价。3 项评估内容也可用作手术疗效的单方面评价,每项得分 1~10分,10 分为最好,1 分为最差。

九、KSS膝关节评分系统

该评分系统是由美国膝关节协会(the American Knee Society System，AKS)制订的一套膝关节综合评分系统，因此也称为AKS评分系统。KSS评分系统内容分为膝关节评分和功能评分两大部分。膝关节评分内容包括疼痛、活动度和稳定性；功能评分内容分为行走能力和上下楼梯能力。自1989年提出以来，被广泛应用于全膝关节置换手术患者的术前、术后评分，成为评估全膝关节置换手术后最有效的评分系统。KSS评分系统总分100分；分值如为负值，则以0分计算。

分级标准：优，85～100分；良，70～84分；可，60～69分；差，<60分。

十、Bostman髌骨骨折疗效评分系统

该评分系统主要评价髌骨骨折后临床疗效。主要分为8个项目，以患者的主观疼痛感受和临床医师的体格检查共同完成评价。满分30分，分为3个等级。用于髌骨各种类型的骨折和髌骨骨折术后的疗效比较。

分级标准：优，28～30分；良，20～27分；差，<20分。

十一、Rasmussen胫骨平台骨折评分系统

该评分系统是由患者主、客观评价(疼痛、行走能力)及临床医师的体格检查(活动范围及稳定性)组成。由Rasmussen于1973年提出的膝关节评分系统。主要用于评价胫骨平台骨折术后患者膝关节功能恢复情况。

分级标准:优,27 分;良,20～26 分;可,10～19 分;差,6～9 分。

十二、Cedell 踝关节骨折疗效评分系统

Cedell 踝关节骨折疗效评分系统最初用于腓骨远端骨折伴三角韧带断裂患者手术疗效的评估。此评分内容包括疼痛、踝关节稳定性、行走、跑步、工作能力、踝关节活动度及 X 线结果 7 项内容,满分 100 分。广泛应用于踝关节骨折疗效的功能评价。

分级标准:优,96～100 分;良,91～95 分;可,81～90 分;差,<80 分。

十三、Creighton-Nebraska 跟骨骨折评价系统

该评分系统是评价跟骨骨折患者疗效的评分系统,包括疼痛、活动范围、恢复工作、改变鞋子尺寸、肿胀等 6 项内容,满分 100 分。此评分系统目前被国外广泛应用于跟骨骨折后功能评价。

分级标准:优,90～100 分;良,80～89 分;可,65～79 分;差,<64 分。

第三章

骨科术后康复护理

第一节 骨科术后康复护理概述

一、骨科术后康复护理概念

康复护理（rehabilitation nurseing，RN）是由康复护士配合康复医师和治疗师等康复专业人员，对康复对象进行基础护理和实施各种康复护理专门技术，以预防继发性残疾，减轻残疾的影响，达到最大限度地功能改善和重返社会。

二、骨科术后康复护理理念

减轻康复患者功能障碍的程度，尽可能促进或改善各方面的功能，预防或改善继发性的功能障碍，最大限度地提高或恢复生活自理能力，重返家庭，回归社会，最终提高生存质量。

三、骨科术后康复护理的特点

骨科术后康复护理特点有：①预防继发性功能障碍；②协助实施相关的康复治疗；③给予心理支持。

第二节　骨科术后康复护理具体措施

一、术后体位摆放

1. 骨科术后患者的体位改变特点

（1）不允许翻身：医疗上要求卧床、制动，如早期移位较严重的骨折、因外伤导致多处骨折、早期脊柱脊髓损伤等。

（2）不能随意翻身：脊髓损伤、肢体瘫痪、早期骨折非手术治疗等。

（3）患者不愿翻身：由于害怕翻身引起疼痛、害怕隐私部位暴露、担心骨折部位加重损伤、脊髓损伤患者担心翻身引起更严重损伤致残。

由此导致骨科患者压疮发生率很高，尤其是脊髓损伤患者。

2. 患肢抬高的原则

将患肢抬高于心脏水平。即将患肢垫软枕或骨科专科肢垫，根据临床需要垫于上肢、下肢、肩关节（图3-1）、膝关节（图3-2）或踝关节等部位，有利于消除肿胀。

3. 患肢抬高的作用及意义

将患肢高于心脏水平，利于液体在重力作用下流回心脏，可以缓解患肢的肿胀，利于术后的功能锻炼。因此，骨科术后患者的患肢抬高尤为重要。

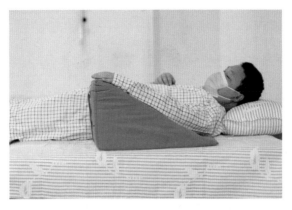

▲ 图 3 - 1　抬高上肢

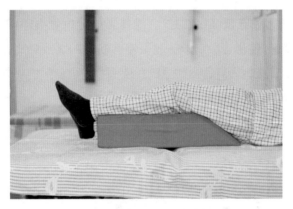

▲ 图 3 - 2　抬高下肢

二、特殊患者的翻身方法

1. 颈椎骨折伴四肢瘫、颅骨牵引、脊柱脊髓损伤、脊椎手术等

(1) 轴线翻身:轴线翻身每 2 小时或适时角度 90°(图 3 - 3)。

方法:

1) 3 位操作者站于患者同侧,将患者平移至操作者对侧床。

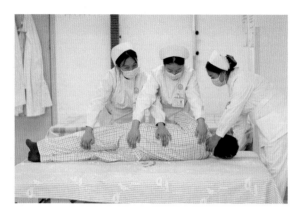

▲ 图3-3　轴线翻身

2）患者如有颈椎损伤时，一操作者固定患者头部，沿纵轴向上略加牵引，使头、颈、躯干一起缓慢移动；第2位、第3位操作者双手分别放在患者肩、腰、髋、膝部，使头、颈、肩、腰、髋保持在同一水平线上翻转至侧卧位。

（2）侧卧位：见图3-4。

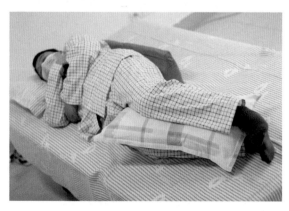

▲ 图3-4　侧卧位翻身

方法：

1）将一软枕置于头颈下，保持头颈部平直，另外一软枕放于患者背部支持身体，一软枕放于两膝之间使双膝呈自然弯曲。

2）胸、腰椎骨折患者，可有两位操作者完成轴线翻身，翻身角度不可超过 60°，避免由于脊柱负重增大而引起移位或骨折不愈合。

【注意事项】

（1）患者有颈椎或伴有颈髓损伤时，勿扭曲或旋转患者头部，以免加重神经损伤引起呼吸肌麻痹而死亡。固定头部时，康复护士的技巧很重要。

（2）颅骨牵引时，禁止去除牵引力。

（3）密切观察生命体征变化，尤其是呼吸变化，谨防翻身过程中呼吸骤停。

（4）痰液多时，先吸净痰液。

（5）倾听患者主诉，注意沟通、交流。

2. 骨盆骨折

为骨盆骨折患者翻身时，要避免骨盆扭曲而使骨折处移位损伤骨盆神经及血管，需按轴线翻身法进行翻身。

方法：

1）单纯一处骨折或稳定性骨折，无合并症者取仰卧位与侧卧位交替，严禁坐位及卧于患侧，采用两人翻身法，有一人固定骨盆，2周后考虑向患侧卧位。

2）多发性骨折或不稳定性骨折，患者取仰卧位，尽量少翻动患者。

预防压疮方法：每天 2 次有三人将患者平托起，一人抱起患者颈胸部，第二人托起并固定骨盆，第三人牵引双下肢，三人合力将患者抬起(图3-5),并检查受压部位,用温水擦洗、按摩受压部位。
2周后考虑小幅度翻身。

辅助方法:睡气垫床、受压部位每2小时局部悬空,骨隆突部
位贴保护膜或垫软垫等,防止压疮。

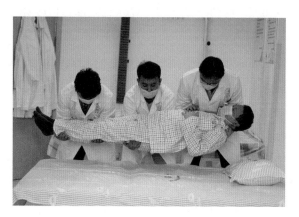

▲ 图3-5 三人平托法

3. 髋部骨折

适应证:全髋、半髋关节置换术后。

方法(夹枕法):将软枕垂直置于两腿之间,一端紧靠会阴
部,另一端靠近双足内踝处,健腿屈曲60～90°夹紧夹枕,患腿保
持外展中立位,护士站于患者的健侧(图3-6)。一手扶住患者
的患侧髋部,另一手扶住患侧小腿中部,并告知者听口令同时向
健侧主动侧转肩部,或由另一人扶住肩部,两人同时向同一方向
协助患者滚筒式翻身90°,随后在背部垫一软枕,保持卧位舒适
(图3-7)。

根据手术医师医嘱,可术后早期遵循此翻身原则,也有部分手
术医师不再强调术后此体位及翻身原则。

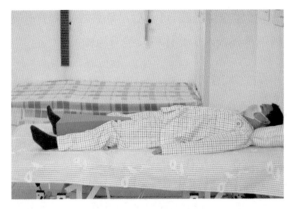

▲ 图3-6 外展中立位

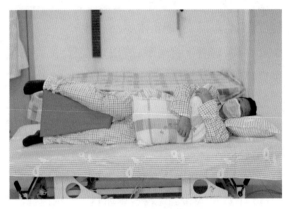

▲ 图3-7 滚筒式翻身

【注意事项】

（1）翻身时保持肢体与髋部成一直线,禁止单纯牵引患肢翻动。

（2）始终保持患肢外展中立位,避免髋部过度内收、内旋,防止假体脱位。

（3）根据手术医师医嘱，可术后早期遵循此翻身原则，也有部分手术医师不再强调术后此体位及翻身原则。

三、术后疼痛护理

1. 疼痛概念

疼痛是一种主观感受，是一种身心不适的感觉，伴随着现有的或潜在的组织损伤，是机体对有害刺激的一种保护性防御反应，是一种生理和心理的综合现象。疼痛有双重含义：痛觉和痛反应。

2. 疼痛程度分类

（1）无痛。

（2）轻度疼痛：可忍受，能正常生活、睡眠。

（3）中度疼痛：轻度干扰睡眠，需用止痛药。

（4）重度疼痛：干扰睡眠，需用麻醉止痛药。

（5）剧烈疼痛：干扰睡眠较重，伴其他症状。

（6）无法忍受：严重干扰睡眠，伴其他症状或被动体位。

3. 疼痛的评估方法——评估工具

（1）数字评分法（numeric rating scale，NRS）：是将疼痛程度用 0～10 这 11 个数字表示。0 表示无痛，10 表示最痛。被测者根据个人疼痛感受在其中一个数字做记号。

（2）面部表情疼痛评估法（face pain scale revision，FPS-R）：要求患者对整体疼痛程度进行从 0（无痛）～10（最严重）的评分，同时 FPS-R 提供了 6 种面部表情的卡通图片（从微笑、悲伤至痛苦的哭泣等）来形象表达分值区域所代表的疼痛程度。适用于急性疼痛者、老人、小儿、文化程度较低者、表达能力丧失者以及认知功能障碍者。

4. 疼痛的护理原则

(1) 全面、准确、持续地评估患者的疼痛。

(2) 消除和缓解疼痛。

(4) 协助病因治疗,及时正确用药。

(4) 社会、心理支持和健康教育。

5. 疼痛的护理措施

(1) 减少或消除引起疼痛的原因。

(2) 合理运用缓解或解除疼痛的方法:药物止痛、物理因子止痛、针灸止痛、经皮神经电刺激疗法等。

(3) 提供社会心理支持。

(4) 恰当地运用心理护理方法及疼痛心理疗法,减轻心理压力:建立信赖关系,鼓励表达,尊重行为反应;转移注意力和放松练习。心理疗法包括安慰治疗、暗示疗法、催眠疗法、放松疗法、认知疗法、行为疗法、群组心理治疗等。

(5) 积极采取促进患者舒适的措施。

(6) 健康教育:

1) 教会正确认识疼痛,解除患者认为镇痛药成瘾的恐惧,使其学会评估疼痛。

2) 放松疗法可以让精神和身体达到一种松弛状态,精神放松意味着缓解焦虑;身体放松则为降低肌肉的紧张状态,减轻疼痛。可以使用音乐疗法和转移分散患者的注意力两种方法。

3) 皮肤护理:进行冷敷或热敷、按摩、触摸等可减轻肌肉紧张,炎症及痉挛引起的疼痛。

4) 饮食疗法:进行营养护理的原则是多样化,均衡化,低脂化和易消化。对可经口进食患者,适当增加患者的摄入量;不能经口进食,则考虑鼻饲,每次鼻饲量不超 200 mL,间隔时间不少于 2 小时,对肠道功能已丧失患者,可采用静脉高营养治疗。

四、术后心理护理

骨科术后患者突然失去运动和基本生活能力,身体形象被歪曲,个体的社会功能受到威胁,会产生恐惧、焦虑的情绪。这时,护理人员及其家属应认真倾听患者诉说,理解患者的心情,主动与患者沟通,关心体贴患者,不断开导,消除患者顾虑,使其安心配合治疗(图 3-8)。还要了解患者的生活习惯,尽可能地满足患者日常生活需要,鼓励患者克服依赖心理,增加战胜疾病的信心。

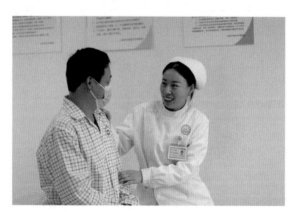

▲ 图 3-8 术后心理护理

五、术后营养护理

骨科患者治疗的疗程一般比较长,若在治疗的同时配以合理的饮食,如高蛋白、高纤维、新鲜蔬菜、富含维生素 C 的水果等,可促进骨折的愈合,缩短病程。尤其对于患有慢性疾病如糖尿病、儿童、孕妇和老年骨折患者,更应重视营养护理。因此,需了解患者营养代谢的特点,掌握营养支持疗法的护理技术,指导患者合理营养饮食结构,并观察其效果。

1. 促进伤口愈合的饮食

(1) 高热量、高蛋白饮食。骨科患者由于创面出血、渗出、脓液形成、组织坏死等各种原因造成蛋白质的大量耗损,需要相应的补充;而且高蛋白可以减轻伤口水肿,防止感染。蛋白质补充:成人每日$(2\sim3)$g/kg,儿童则为$(6\sim8)$g/kg。另外,由于碳水化合物能参与蛋白质内源性代谢,能防止蛋白质转变为碳水化合物,因此,在补充蛋白质的同时必须供给足够的碳水化合物及糖类。

(2) 富含胶原的猪皮或猪蹄类食物,内含多种氨基酸成分(如甘氨酸、脯氨酸)的胶原纤维和蛋白多糖,且含有较多的钙和锌,以促进伤口愈合。

(3) 富含无机盐和维生素的食物,如富含铜、锌、铁、钙、维生素 A 和维生素 C 的食物。

2. 促进骨折修复的饮食

原则上给予高蛋白、高热量、高维生素饮食,以防便秘。对卧床患者,应增加纤维素含量高的食物、牛奶、维生素 D 片或强化维生素 D 奶、酸奶等。避免咖啡因和酒精乙醇的摄入,以防骨量丢失或减少。对骨折合并有肾病、肝病及糖尿病疾病的患者,应权衡利弊,兼顾全面。

(1) 骨折早期的膳食:由于骨折后发生出血、疼痛,甚至休克,应注意纠正失水、失盐。伤情严重时,供给低脂、高维生素、高钠、高铁、含水分多、清淡味鲜、易消化的半流质饮食,每日 $4\sim5$ 餐。

伤情较轻时,可供给普通饮食,每日 3 餐。增加维生素 D 奶或强化钙或酸奶的摄入。

(2) 骨折后期的膳食:由于骨折处血肿很快开始吸收及软骨细胞经过增生变性、钙化变为骨质,每日给予高蛋白、高脂肪、高碳水化合物、高维生素、高钙、高锌、高铜的饮食。且应根据老人、妇女、儿童的体质特点给予适当调整,如生长期的儿童和绝经期后的妇女特别需要补充钙(增加骨量)和维生素 D(促进钙吸收)。

(3) 骨折合并糖尿病患者的膳食:饮食原则是以既能促进伤口愈合和骨折修复,又不引起血糖过高为宜。可在糖尿病常规热量分配的比例上稍作调整,蛋白质应为优质蛋白,适量增加钙质的摄入,从而促进伤口与骨折的愈合;摄入高膳食纤维可延长胃排空、从而降低餐后血糖,能有效控制 2 型糖尿病,且能防治骨折后长期卧床所致的便秘。

3. 根据病情选择膳食的种类

骨科患者常用的膳食种类有高热量、高蛋白饮食、高膳食纤维饮食,富含维生素、无机盐及微量元素的饮食。

(1) 高热量、高蛋白饮食。适用于手术前后的患者及处在分解代谢亢进状态下的患者,如创伤、高热、结核、感染等疾病。增加热量的方法:在一般饮食的基础上增加富含热量的食物,如谷类、食糖和植物油等。提高蛋白质的摄入量:适当增加优质蛋白质食物,如牛奶、蛋类、鱼虾及牛肉等。

(2) 高膳食纤维饮食。适用于长期卧床患者,无大肠、直肠或肛门阻塞性病变的便秘患者。富含纤维的食物有芹菜、韭菜、豆芽等蔬菜,水果和粗粮。此外,如琼脂(洋粉)、魔芋精粉、果胶可大量吸收水形成胶冻等。食用此类饮食时,应注意多饮水,因为高纤维食物是通过增加粪便量以及它的吸水性,帮助大便软化且刺激肠蠕动而改善便秘。

(3) 富含维生素的饮食。维生素与创伤、手术后愈合和康复有关。

1) 富含维生素 A 的食物:①植物性食物:菠菜、杏干、韭菜、油菜、茴香、莴笋叶、芥菜、苋菜、胡萝卜、红薯等。②动物性食物:动物肝脏、河蟹、鸡蛋、黄油、全脂牛奶、鸭蛋、鹌鹑蛋等。

2) 富含维生素 C 的食物:①新鲜蔬菜:番茄、大白菜、小白菜等。②新鲜水果:柑、橘、红果、鲜枣、草莓以及猕猴桃、刺梨、沙棘等野果。

(4) 富含无机盐及微量元素的饮食。创伤后随着尿氮的丢失,铁、钾、镁、锌、硫及磷的排出增加,还有锌、铜、铬、铁等微量元素在创伤愈合中起重要作用,所以创伤后及手术前后应注意补充。

1) 富含铜的食物:瘦肉、肝、海鲜、河鲜、虾米、豆类、白菜、口蘑、鸡毛菜、小麦、粗粮、杏仁、核桃等。

2) 富含锌的食物:牡蛎、虾皮、紫菜、猪肝、芝麻、黄豆、瘦猪肉、绿豆、带鱼、鲤鱼等。

3) 富含铁的食物:动物心、肝、肾、血,蛋黄,虾米,瘦肉类和鱼类为首选。其次为绿叶蔬菜、水果(红果、葡萄)、干果(柿饼、红枣)、海带、木耳、红小豆、芝麻酱、红糖等植物性食物,其吸收率不如动物性食物。

4) 富含钙的食物:鱼松、虾皮、虾米、芝麻酱、干豆、豆制品、奶制品等。某些蔬菜也富含钙,如雪里蕻、茴香、芥菜茎、油菜、小白菜等。

六、术后感染护理

1. 肺部感染

（1）定期进行室内空气消毒，每天开窗通风，限制陪护及探视人数。

（2）嘱患者多饮水、有效咳嗽，将手掌放在患者剑突下并用一个向内、向上的动作对患者腹部加压，从而增加咳嗽的力量。

（3）锻炼腹式呼吸，进行呼吸训练，每小时 5～10 次（图 3－9、3－10）。

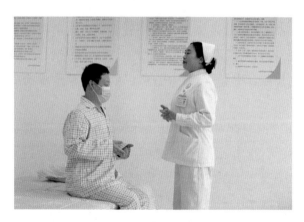

▲ **图 3-9　腹式呼吸：吸气**

（4）摇高床头，缓慢进食，避免呛咳、反流所致吸入性肺炎，保持口腔卫生。

（5）需注意保暖，避免受凉，预防感冒。

（6）协助患者翻身拍背。

（7）痰黏稠不易咳出时，可进行吸痰，同时遵医嘱做雾化吸

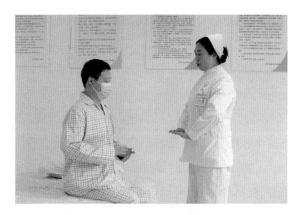

▲ 图 3 - 10　腹式呼吸:呼气

入,稀释痰液利于排出。

2. 泌尿系感染

（1）妥善固定导尿管的位置,以防尿液反流至膀胱引起继发性感染。

（2）鼓励患者多饮水,如病情允许,每日饮水 2 500～3 000 mL,尿量应该在 1 500 mL 以上,尿液应该是清亮色的(图 3 - 11)。

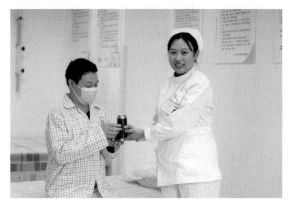

▲ 图 3 - 11　鼓励患者多饮水

（3）对于留置导尿管的患者，定时夹闭和开放尿管，训练膀胱的反射排尿功能。

（4）遵医嘱尽早及时拔除导尿管，鼓励患者自行小便。

3. 压力性损伤

（1）又称压疮，是因为长时间处于一个体位对皮肤造成的损伤，影响皮肤血液循环，出现红肿热痛等症状，严重者会出现溃疡。

（2）压力性损伤易出现的部位是骨性突起的部位，如枕骨、肩胛骨、肘关节、骶尾骨、足踝及足跟部位。

（3）压力性损伤的预防主要在于消除其外因，常见的外因有：压力、摩擦力、微环境和剪切力。

（4）有效预防压力性损伤要求做到五勤：勤翻身、勤擦洗、勤按摩、勤整理、勤更换。要做到以下几点：

1）避免局部长时间受压，至少 2 小时翻身一次，利于皮肤血液循环。

2）摆好体位后，在肢体空隙处放置枕头或者海绵垫等，使支撑身体的面积扩大而均匀。

3）对长期卧床者进行皮肤擦洗，保持卫生，避免汗液、排泄物对皮肤的刺激。

4）手法按摩可以促进血液循环，用手掌大鱼际对皮肤受压处进行按摩，力度适中。皮肤出现破溃的地方禁止按压。

5）加强营养：给予高热量、高蛋白、高维生素饮食，保证正氮平衡。

6）长期卧床不但会导致压力性损伤，更不利于食物的消化吸收。在身体没有限制的前提下进行适当运动，有利于血液循环，促进身体康复。

4. 手术伤口

（1）术后伤口护理，主要在于伤口清洁、避免伤口牵拉、保护引流管、饮食调节等方面。

（2）伤口清洁：手术后，注意伤口清洁卫生。除正规进行伤口换药以外，要注意保护伤口，避免沾水或接触一些其他刺激性物品，可以降低伤口创面的感染率（图 3-12）。

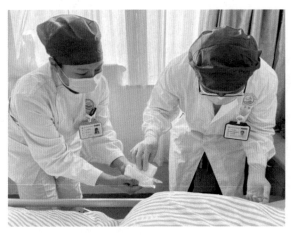

▲ 图 3-12　换药

（3）避免伤口牵拉：一般情况下，患者术后以卧床静养为主，少下地走动。这样可以减少手术区域的牵拉，降低伤口创面出血情况，降低感染率。

（4）保护引流管：部分患者手术后，可能暂时留置引流管，故需要保护引流管。注意引流管的固定，以免引流管脱出。如果出现引流液明显增多等情况，要及时回医院复查。

七、预防下肢深静脉血栓护理

（1）抬高下肢，使其与床面形成 20～30°角，避免将软枕垫在患者腘窝下或小腿处，预防下肢深静脉回流障碍。

（2）补足液体，并建议患者多饮水，使血液得到稀释，避免缺水而增加血液黏稠度。

（3）观察下肢的血液回流情况，如皮肤颜色、温度、肿胀程度等。

（4）鼓励患者早期进行肢体活动及功能锻炼。截瘫患者以被动运动及手法按摩为主，以促进下肢静脉血液回流。

（5）避免在下肢进行静脉穿刺。

（6）按时进行血栓危险性评估，筛查血栓风险。无血栓者，应尽早行间歇式充气加压装置治疗，根据患者病情，必要时予以抗凝治疗。

八、预防肌肉萎缩及关节挛缩

正确指导患者经常进行肌肉和关节锻炼，预防出现失用性肌萎缩等，向患者及家属讲解功能锻炼的意义，使其能主动配合（图3-13）。

（1）患者休息时间安置舒适的体位，保持良肢位的摆放。

（2）进行瘫痪肢体的被动运动和未瘫痪肢体的主动运动及抗住运动。

（3）进行肌肉按摩，促进血液循环，有利于功能恢复。

（4）每天做肌肉手法按摩和关节活动 4 次，预防肌肉萎缩和关节挛缩发生。

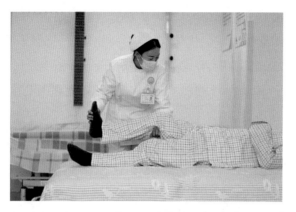

▲ 图 3-13　预防肌肉萎缩和关节挛缩

（5）足部用软枕支撑或穿"丁"字鞋，使踝关节保持 90°位置，预防足下垂畸形。

（6）双上肢进行抓握、上举等功能锻炼；双下肢进行主动或被动的关节伸屈活动及肌肉按摩等。

（7）逐步进行翻身、坐床、平衡、转移、坐轮椅及控制轮椅等功能锻炼。

九、神经源性膀胱的康复护理

1. 神经源性膀胱的概念

泌尿系统解剖及功能：肾脏（形成尿液）、输尿管（输送尿液）、膀胱（暂时贮存尿液）、尿道（排出尿液）。当控制排尿功能的中枢神经系统或周围神经受到损害而引起的膀胱尿道功能障碍称为神经源性膀胱，表现为尿失禁和尿潴留。

2. 治疗神经源性膀胱的"金标准"

（1）间歇性导尿被国际尿控协会推荐为治疗神经源性膀胱功

能障碍的首选方法。

（2）间歇性导尿的优势：①定时排空膀胱，降低膀胱残余尿量。②减少尿路感染、肾盂-肾炎感染风险。③减少泌尿道结石风险。④保护膀胱和肾脏功能。⑤改善性功能和提高生育能力。⑥提高生活质量。

3. 间歇性导尿的次数

原则：每4小时1次，平均每日4～5次。导尿前先行诱导排尿，根据残余尿量调整间歇性导尿时间。

（1）残余尿量≥300 mL，每6小时导尿1次。

（2）残余尿量≥200 mL，每8小时导尿1次。

（3）残余尿量100～200 mL，每12小时导尿1～2次。

（4）残余尿量减少，可逐渐延长间歇性导尿间隔时间。

4. 间歇性导尿的注意事项

（1）导尿期必须加强膀胱残余尿量的监测，避免发生尿潴留。

（2）导尿前测量膀胱容量，避免发生尿潴留或无效插管。

（3）避免膀胱过度充盈或手法加压过度导致尿液反流到肾脏。

（4）膀胱反射出现需要时间的积累，训练时注意循序渐进。

5. 使用便携式膀胱容量测定仪的意义

（1）准确、可靠，非侵入测量膀胱容量。

（2）排出不必要的导尿，减少尿路感染。

（3）预防确诊的尿潴留。

（4）改善医务人员的工作条件。

（5）保护患者的健康，舒适性及隐私。

十、安全康复护理

最主要是预防康复训练中跌倒发生。

1. 增强安全意识，量力而为，循序渐进

日常生活中体位的改变和位置的移动最容易导致跌倒。在进行起床、转头、弯腰时应动作缓慢。起床时可以遵循"3 个 30 秒"，即"躺 30 秒、坐 30 秒、站 30 秒"，然后再进行活动。

2. 注意环境和衣着安全

保持居室光线充足、地面干燥平整，尤其在厨房、盥洗室和浴室；避免在走道等必经之路上堆物；步态不稳时避免穿拖鞋行走，可以选择包跟合脚的家居鞋；注意裤子的长度，不要超过脚背，以免绊倒；康复训练时选择合适的运动鞋。

3. 合理使用辅助器具（图 3 - 14）

卫生间、浴室可加装扶手。夜间可使用床边坐便器，以减少去卫生间的次数。合理选择助行器、手杖。手杖长短以穿鞋立正姿势，两手自然下垂，测定手腕部皮肤横纹至地面的距离为最适宜。

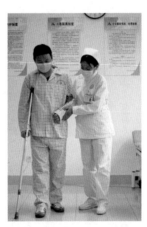

▲ 图 3 - 14　使用辅助器具

第四章

骨科术后常用康复辅具

第一节　脊柱相关的辅具

一、颈托

主要作用是限制颈椎活动,同时减轻头部给颈椎增加的重量负担。可用于颈椎骨折、脱位、颈髓损伤、颈椎牵引治疗后、颈椎手术前后、颈椎间盘突出症、颈椎病等。根据材质不同可分为:软颈托、充气式颈托和硬颈托;根据设计类型不同主要有:围领式颈托(图 4-1)、费城颈托和索米矫形器。

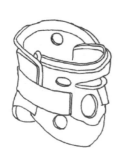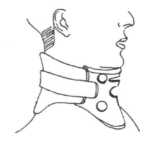

▲ 图 4-1　颈托

例如,在颈椎骨折或不稳定颈椎损伤患者术后的康复训练中,患者需要在术后当天开始佩戴颈托,在任何活动和康复训练中都需要使用牢靠的颈托将头颈固定于中立位,一般颈托需要佩戴 3个月以上,直至损伤的颈椎形成牢固的骨痂。

二、腰托

也称腰围,主要作用是限制腰椎活动,稳定腰椎关节,提供部分腰背支撑,减轻腰椎及腰椎间盘的压力。可为腰肌劳损、腰椎间盘突出、腰椎滑脱、腰椎骨折术后等患者提供部分腰椎稳定及支撑作用。根据所能提供的稳定性及支撑力不同有:腰部绑带(软腰围)、支撑型腰围和胸腰骶矫形架等。

第二节　上肢相关辅具

一、肩托

主要为肩关节提供额外的稳定性,减轻上肢的下垂重量对肩关节的影响。可用于肩关节脱位或半脱位、肩袖损伤及其术后、肩关节周围骨折、肩关节周围软组织损伤等。根据外观设计一般有一体式肩托和分体式肩托(图 4-2)。

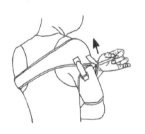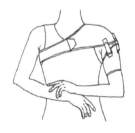

▲ 图 4-2　肩托

二、前臂吊带

主要作用是减轻上肢下垂重量对肩关节的牵拉、固定肘关节、保护前臂等。可用于肩关节周围的损伤、肘关节及前臂的骨折或软组织损伤。可分为有支撑托板或无支撑托板型，可选配上臂固定带以增强上臂的固定，防止上肢的前后摆动。

三、肘关节固定支具

主要作用是固定肘关节。常用于各类肘关节损伤及其术后固定。根据实际的不同需求，肘关节固定支具分为肘关节伸直型固定支具和肘关节屈曲型固定支具。

四、可调节式肘关节固定支具

可调节式肘关节固定支具的（图4-3）主要作用类似于肘关节固定支具，常用于肘关节损伤术后的康复训练。其特点是可以根据实际需求调节固定支具的角度，并可以允许肘关节在安全范围内自由活动。

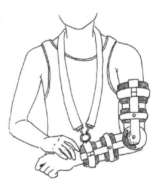

▲ 图4-3 肘关节支具

五、腕手矫形器

主要作用是支持固定腕关节。一般用于尺桡骨远端骨折、腕骨骨折及其术后的固定，也可用于腕关节周围疼痛、软组织损伤，如桡骨茎突炎、腕管综合征等的腕关节保护。最常见的腕手矫形器是护腕。

六、伸/屈肌腱动力支具

伸/屈肌腱动力支具的(图 4-4)主要作用是在手部肌腱损伤术后固定其某一方向的运动,而为其反方向运动提供一定的动力,可以达到主动伸-被动屈或主动屈-被动伸的效果,有利于手部肌腱损伤术后的早期康复训练,防止肌腱的粘连。

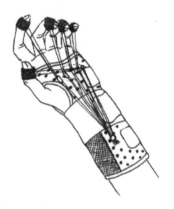

▲ 图 4-4　伸/屈肌腱动力支具

第三节　下肢相关辅具

一、膝关节固定支具

主要作用是固定膝关节,一般将膝关节固定于伸直位。可用于膝关节周围的骨折、韧带损伤及其重建手术后的固定,也可用于膝关节周围软组织损伤的保守治疗。

二、可调节式膝关节固定支具

有时也称为膝关节限位矫形器(图4-5),它可以通过调节将膝关节固定于医疗所需要的安全角度,也可以允许膝关节在限定的角度内进行活动。用于膝关节周围骨折、韧带损伤重建术后的固定及康复训练。

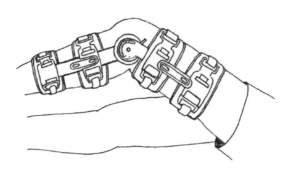

▲ 图4-5 可调节式膝关节固定支具

例如在前后交叉韧带断裂重建术后即可佩戴可调节式膝关节固定支具。术后1~2周在休息时将支具锁定于完全伸直位,下床时也必须将支具在伸直位锁定,并且使用双拐支撑,耐受的情况下可以小部分负重。术后3~4周仍需在休息时将支具锁定于完全伸直位,在支具的伸直位锁定保护下及双拐辅助下逐步完成负重。术后5~8周在休息时将支具锁定于屈膝10°位。在术后9~12周逐步去除可调节式膝关节固定支具。

三、踝关节固定支具

主要作用是限制踝关节的活动。适用于踝关节损伤、骨折、跟腱断裂及其手术后的制动等。

四、可调式踝关节固定支具

主要作用类似于踝关节固定支具，其特点是可根据实际需求调整踝关节的固定角度。

五、"丁"字鞋

主要作用是防止髋关节的内外旋转以及足下垂。一般用于股骨颈骨折的保守治疗或预防脑卒中患者的足下垂。

第四节　支撑移动类辅具

一、拐杖

可为患者提供支撑、增加平衡等作用，起到辅助行走的作用。可分为单脚手杖、多脚手杖、肘拐、腋拐等。其中单点手杖适用于下肢功能障碍、平衡障碍较轻的患者，但要求患者具有良好的手的抓握能力。多脚手杖适用于平衡能力较差，适用单脚手杖仍无法保持平衡的患者。肘拐适用于那些需要支撑更多体重的患者。腋拐可为患者提供强大的支撑力,适用于下肢无法负重的患者,但需要注意在使用腋拐时预防压迫腋神经,也需预防长时间使用单侧腋拐造成脊柱侧弯、腰痛等继发性疾病的发生。

二、助步器

也称为助行器(图4-6),主要功能在于支撑人体重心,使得体重支撑于手上而减少下肢关节的负重,并且保持人体平衡。可用于下肢骨折、髋膝关节置换术后早期患者、平衡障碍、体力虚弱的患者的辅助行走。常见的助步器有:框式助步器、滚动框式助步器、阶梯框式助步器、台式助步器、轮式助步器等。

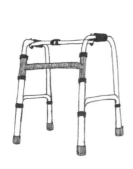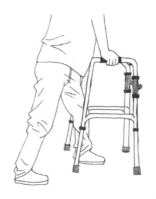

▲ 图4-6 框式助步器

三、轮椅

主要为不能行走的患者提供轮式移动并提供身体支撑。根据有无动力可分为普通轮椅和电动轮椅。

由于骨科术后康复辅具品种繁多,在使用时又因人而异,有时需长期使用,有时却又仅仅是阶段性的需求,所以在使用辅具时最好能得到康复医师、康复治疗师或辅具适配专业人员的帮助和引导。

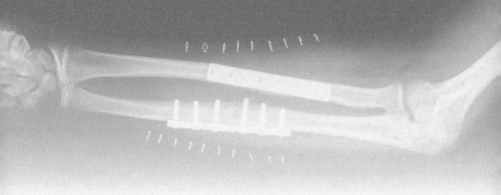

第五章

骨科术后居家环境改造

第一节 骨科术后为何要进行 居家环境改造

骨科术后的患者在术后早期都存在患侧肢体疼痛、肿胀、活动受限,同时还伴有邻近关节的功能障碍、肌力下降、步行能力下降、平衡功能障碍等,如果家里的环境障碍物较多、地面过于光滑、光线昏暗等都会增加患者居家生活的难度,甚至有摔倒及再次骨折的风险。因此,骨科术后要进行居家环境的改造。

对于上肢骨科术后的患者,以肱骨近端骨折为例,术后会出现肢体肿胀、疼痛、肩关节粘连、肘关节僵硬等症状,生活中不能完成上举、提重物、拿远物等动作。这时就要求日常使用率较高的物品摆放在触手可及的位置,不能放得太高,不然够不着;也不能放在密闭太紧的地方,不然打不开。

对于下肢骨折术后的患者,以髋关节置换术后为例,如果家里的凳子过于矮小,那么髋关节置换术后的患者坐在上面就容易发生假体脱位,如果家里的厕所空间非常狭窄时,如厕时就会出现髋关节处于内收内旋体位,当角度过大、用力过猛时就会出现假体脱位等不良事件的发生。如果患者在如厕后由于下肢力量较差,不能完成起身的动作时,这时就需要通过扶手借助上肢的力量帮助患者起身。如果患者需要在家里进行康复训练时,发现居家环境中障碍物较多,地面打滑且高低不平,这样的环境就会增加患者居家康复训练的难度,增加摔倒受伤的风险,非常不利于患者术后心理健康和肢体功能的恢复。

所以需要对骨科术后患者的居家环境进行改造来降低居家活动的难度、摔倒的风险和磕碰受伤的概率,从而有利于骨科术后肢体功能恢复,提高患者生活自理能力,为患者营造一个轻松愉悦的康复训练及生活环境。

第二节 居家康复训练需要的家庭环境

对患者来说,从骨科术后到能正常生活是一个漫长的过程。许多骨科术后患者出院之后,需进行一段时间的居家康复训练,但并不是所有的家庭环境都适合进行居家康复训练,比如空间较窄、光线昏暗、物品摆放杂乱等,这些环境条件的缺陷都会影响居家康复训练的效果,甚至会增加再次骨折的风险。所以居家康复训练需要合适的家庭环境,具体要求如下。

一、宽敞的训练场地

康复训练需要有宽敞的训练场地,最好在家里单独腾出一块 $15\sim20$ m^2 的空地。宽敞的训练场地不仅可以营造一种积极向上的康复训练的氛围,同时可以使患者的心情得到放松。如果经济条件充裕的话,还可以在墙面安装一面镜子,以及摆放一些康复训练器材。

二、清除障碍物

清除家庭环境中的障碍物是保障和维护骨科术后患者享有生活权力的基本条件，也是有益于其生活保障的重要措施。清除家庭环境中的障碍物，可以使骨科术后患者生活更加便捷，降低摔倒的风险。例如，患者在家中出现频率较高的地方，像厨房、卫生间、卧室等，需要清除路途中的障碍物，如凳子、桌子、电风扇等最好靠墙边、靠角落摆放；比如客厅的沙发摆放应方便人进出，防止绕行或绊脚，避免选用大型组合型沙发，以免坐位区过于封闭造成出入不便（图 5-1）。同时家具的边角需贴上防撞条，避免患侧肢体活动不利造成的碰撞损伤。

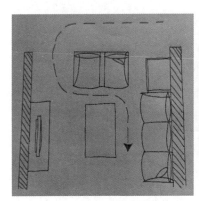
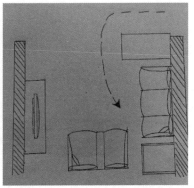

A. 错误摆放方式　　　　　　B. 正确摆放方式

▲ 图 5-1　沙发摆放方式

三、光线明亮

室内光环境的舒适能够影响患者的心情和健康，光线明亮可以驱散夏夜里的烦躁和冬日里的寒冷,让人心里感受到温暖和阳光。对于骨科术后患者的居家环境来说,光线明亮显得尤为重要,无论是白天的自然光线还是夜里的照明光线,都应该使患者能够很清晰地看见室内的环境和周围的物品,不仅能够让患者感受到环境的舒适和安全,而且保障了患者行动的安全性,降低了摔倒、碰撞等不良事件的发生。

四、通风效果好

室内纯净和新鲜的空气才能保证氧气的充足,才能使人体精力充沛,使居住在里面的人享受生活的惬意和美好的睡眠。通风效果好的室内可以保障氧气的充足,能够减少室内细菌、病毒等滋生,同时能够减少室内有害气体、粉尘等,让生活在内的骨科术后患者更加健康、安心。同时,骨折术后的患者需要进行居家康复训练,在训练的过程中会增加对氧气的需求,如果居家环境通风效果差,患者在锻炼的过程中可能会出现心慌、胸闷等缺氧的症状,所以良好的通风效果是居家康复训练必不可少的前提条件。

五、适当的仪器设备

为确保居家康复训练的有效性,患者需要适当的仪器设备,如何选取适合骨科术后患者的康复训练设备至关重要。基础居家康复训练设备包括哑铃、握力球、弹力带、训练用阶梯、肩关节训练器等,这些基础设备购买方便且价格低廉。高级设备如功率自行车、肢体训练机器人、股四头肌训练仪、智能可穿戴设备等,通过使用这些设备可以提高患侧肢体的力量,改善患侧关节活动度,提高人体运动耐力等。

六、地面改进

居家康复训练的环境改造中地面改进也是必不可少的一部分,地面改进包括地面防滑处理、台阶变坡。下肢骨折术后患者的步行能力及平衡能力降低,如果地面潮湿或者光滑会增加患者摔倒的风险,为了降低不良事件的发生,可以对地面进行防滑处理,比如涂上防滑油漆、贴上防滑条,也可以垫上大面积耐磨性较好的地毯,切记不要使用小地毯,否则会增加摔倒的风险。浴室是摔倒风险最高的地方,对于浴室地面的处理要特别用心,可以使用防滑贴条,也有改用防滑瓷砖。如果患者家里有台阶要注意了,这可能是摔倒的高风险区,针对台阶可以使用水泥等材料将台阶变小坡,这样不仅可以降低摔倒的风险,同时方便轮椅的进出。

七、鞋子的选择

骨科术后患者家庭生活时间可能占据到 90%,在室内来回活动的时候有个小细节不容忽视,那就是鞋子的选择。骨折术后患者建议选择有防滑纹路的鞋子,在居家康复训练的过程中,建议穿运动鞋,切记不要穿拖鞋,因为这样会增加摔倒的概率。如果是上肢骨折术后的患者,可以选择"一脚蹬"运动鞋,如果是下肢骨折术后的患者,可能存在患肢疼痛、肿胀等情况,建议穿大半码或者大一码的运动鞋,但是在训练时鞋带需保持系紧状态,不建议患者弯腰去系鞋带,这样会增加髋关节囊后方的压力,增加髋关节置换术后关节脱位的风险。

第三节 居家环境改造的项目

一个良好的居家环境不仅适合骨科术后患者的居家生活,同时有益于患者居家康复锻炼,能够减少患者摔倒等意外的发生,为患者提供舒适和便捷的生活。许多患者的居家环境不但不能为患者带来便捷,而且还为患者的生活带来诸多安全隐患,所以需要对患者的居家环境进行改造,接下来就详细为大家讲解哪些项目需要改造,以及如何改造。

一、大环境改造

首先从大环境入手,主要包括入户门厅、灯光、扶手、走道空间、地毯、物品摆放、厨房、浴室防滑装置、家养宠物、陪护人员等。

(一)门厅改造

入户门厅是入户的过渡空间,虽然面积较小,但使用频率较高,摆放的物品也较多,比如归家时暂放的物品、更换的鞋子、雨伞、轮椅、拐杖等。如果入户门厅的物品摆放整齐,可以为使用者带来便捷和安全(图 5 - 2),具体建议如下。

(1)入户门厅顶部需要设用照明灯,光线需明亮,最好使用声控灯。

(2)入户门设有高低两个观察孔,低孔方便轮椅使用者观察。

(3)鞋柜和换鞋凳需靠墙摆放,最好放在患者的健侧,常穿的

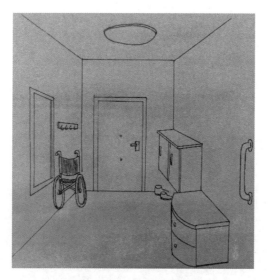

▲ 图 5-2　入户门厅改造

鞋子摆放在最外面,换鞋凳不应太低,换鞋凳旁墙面安装竖向扶手,方便患者换鞋后起身使用。

（4）轮椅、拐杖等物品靠墙摆放,整齐收纳,轮椅闲置时拉紧刹车。

（二）灯光

（1）居家的灯光应该保持明亮,能够达到清晰的照明效果,包括厨房、客厅、卫生间、卧室,避免灯光昏暗。

（2）卧室的灯设立两组开关,即入门处及床旁,灯的开关位置不宜过高,开关处设有荧光条,方便患者操作。

（3）建议减少室内插线板的使用,防止摔倒、短路等不良事件的发生。

(三) 扶手

骨科术后患者居家环境中扶手少不了,扶手可以帮助患者起身、防止摔倒等,马桶旁(图5-3)、床旁、浴室旁、洗漱台旁都需要安装扶手。如果条件允许,还可以在楼梯处安装扶手帮助患者上下楼梯。

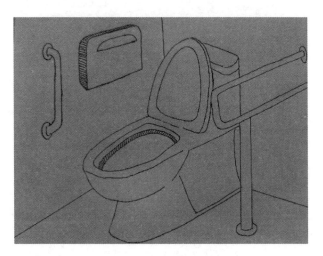

▲ 图5-3 马桶扶手安装

注:① 墙面扶手,为坐便器前方20~25 cm,高度距离地面约70 cm;
② 侧方扶手,高度距离地面约70 cm。

(四) 走道空间

如果家里有一条狭长的走道,建议把走道改造成为患者步行训练的专属场所,首先需清理走道的物品,地面每间隔1 m贴上防滑贴,走道顶上安装有照明灯,走道墙面不要挂任何物品,两侧的墙面安装扶手和地脚灯(或灯带),扶手高度距离地面0.9~1 m,地脚灯距离地面0.3 m(图5-4)。

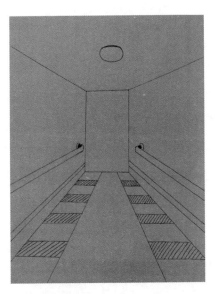

▲ 图5-4　走道空间改造

（五）地毯

居家环境中地毯的选择也至关重要,关于地毯的选择,具体意见如下。

（1）材料选择:建议选择混纺或者化纤材料的地毯,具有耐磨性高,且耐腐蚀、耐虫蛀等优点。

（2）毛的长短选择:建议选择短毛、致密性高的地毯,因其质地较硬,不易变形、卷曲,同时因其毛绒较短不容易藏灰尘等垃圾,容易打扫。

（3）颜色选择:建议选择较深的颜色,便于打扫。

（4）尺寸:建议选择大尺寸的地毯,且要求地毯的边角与地板贴合度较高,不存在褶皱、边角翘起等情况。小尺寸的地毯固定性较差,容易移动,会增加居家活动时摔倒的风险。

（5）边角固定：建议家中所有地毯边角与地板间都贴上固定胶或者吸盘，以较少地毯的移动。

（六）物品摆放

骨科术后患者应将常用的物品收纳在舒适的高度，站立者和轮椅使用者所适合的物品高度不同，站立者以 0.65～1.85 m 为宜，轮椅使用者以 0.55～1.35 m 为宜。重物品摆放在较低处，轻物件摆放在较高处。如果需要借助凳子去拿高处的物品时，建议使用带有靠边的较稳固的椅子(图 5-5)。

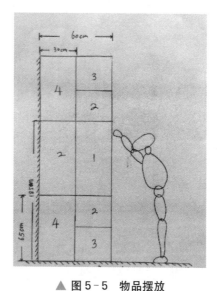

▲ 图 5-5　物品摆放

注：难易程度由低到高依次为（易→难）：1＜2＜3＜4。

（七）厨房改造

厨房是居家生活中出入较多的场所之一，为了促进骨科术后

常见骨科术后康复手册

患者重返家园后仍能参与烹饪这项活动，对厨房的居家环境改造提出以下几点要求。

（1）水龙头添加防溅水装置。

（2）操作台面边缘增加挡水条。

（3）将常用的物品放在患者触手可及处，避免够高物或下蹲取物。

（4）炒菜锅改用轻锅，便于单手操作，避免端重锅对患者肩关节及上肢造成损伤。

（5）地面铺上防滑、防油、吸水性好的地毯，避免地面积水增加摔倒的风险。

（八）浴室改造

浴室是居家生活中摔倒风险最高的场所，为了方便骨科术后患者的使用以及降低摔倒的风险，对浴室环境改造提出以下几点要求。

（1）为了降低骨科术后患者沐浴的难度，提高舒适感，建议浴室放置沐浴凳（图5-6），凳面有防滑纹，两边高中间略低，墙面固定款和落地款均可。高度根据个人身高调整，确保坐位时髋关节屈曲角度为80～90°、座位宽度为60～70 cm，从而较少髋关节的内收内旋。墙面固定款建议定期检查固定螺丝的松紧度减少摔倒意外的发生；落地款凳脚设有吸盘装置增加稳定性，减少来回移动。

（2）淋浴的花洒安装高度应根据患者的肢体功能情况进行适当调整，通常可设立一高一矮2个固定装置，方便站位和坐位不同姿势淋浴。同时，沐浴用品的位置应放在健侧上肢可以触及的地方，在墙面安装"L"形扶手，方便患者健侧手去抓握。

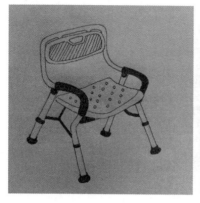
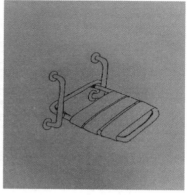

A. 落地款   B. 墙面固定款

▲ **图 5-6 沐浴凳**

（3）浴室的地面建议铺上防滑垫或防滑条，降低使用者摔倒的风险。浴室闲置期间，建议开窗通风，保持地面干燥。

（4）淋浴室的地面增加下水装置，下水口位于靠墙地势偏低处，避免地面积水，降低摔倒的风险。

（九）家养宠物

居家饲养宠物，虽然会给患者带来心灵和精神上的慰藉，增添快乐，消磨无聊的时光，但是宠物的活泼与好动，有时也会增加患者再次摔倒甚至骨折的风险，同时宠物产生的排泄物会增加患者居家生活的负担，宠物身上的寄生虫会降低患者的免疫力，所以居家康复过程期间，如果家里饲养了宠物，以下几点请注意。

（1）在居家康复训练的过程中请限制宠物活动范围，以免干扰到康复训练。

（2）定期请人清理宠物的排泄物和给宠物洗澡。

（3）定期开窗通风，保持室内空气清新。

（4）与宠物互动时建议取坐位，遛宠物时建议使用健侧手，避免跌倒、拉伤等意外的发生。

（十）陪护人员

居家陪护人员在照顾骨科术后患者时应该注意以下几点：

（1）站于骨科术后患者的患侧位置，帮助患者进行适当活动，避免暴力牵拉或者挤压导致再次损伤。

（2）对于上肢骨科术后的患者穿衣时先穿患侧肢体，再穿健侧肢体，脱衣时顺序则相反。

（3）如果患者需要使用轮椅时，陪护人员应该注意坐下及坐起时拉紧刹车，避免轮椅晃动。

（4）患者转身时以健侧脚为轴心移动，不要催促患者迈步，耐心且谨慎地引导患者。

二、小环境改造

居家环境中的小环境改造包括高座椅、扶手椅、硬座垫、床高、夜灯、窗帘、楼梯等改良。这些小环境往往会被忽视，但是它们与人们的生活息息相关，如果不重视，将来可能会给人们带来大麻烦。

（一）高座椅

对于骨科术后患者来说，建议家中使用高座椅，坐位时髋关节屈曲的角度≤90°，这样可减少髋关节后方关节囊的压力，降低髋关节置换术后假体脱位的风险。同时，高坐位时膝关节曲屈的角度为 0～120°，可避免膝关节术后过度屈曲，减轻膝关节囊的压力，降低前交叉韧带和后侧半月板的损伤。

（二）扶手椅

家中使用扶手椅可以防止患者摔倒，同时通过扶手，患者可以借助上肢的力量起身,对于下肢骨科疾病术后患者来说,使用起来既安全又省力。

(三)硬座垫

骨科术后的患者家中沙发垫、座椅垫等建议使用硬座垫,因为硬座垫的支持平面比较稳定,可降低摔倒的风险。

(四)坐便式马桶

建议家中使用坐便式马桶,减少体位改变引起的头晕,从而降低摔倒的风险,同时可减少对下肢关节的压力,减缓关节的退变,增加关节的使用寿命。如果家中坐便式马桶较矮,可以使用马桶增高垫,降低髋关节置换术后假体脱位的风险。

(五)床面的高度

床面的高度(包括床垫的高度)建议略高于患者的膝盖,通常为 50～65 cm,如果床面太矮,患者在起床和上床时髋、膝关节曲屈角度会加大,关节周围张力会增加,可能导致关节脱位、韧带损伤等,如果床面太高,会增加患者转移的难度,同时增加坠床的风险。

(六)夜灯

在患者健侧床头柜或者健侧墙面配上小夜灯,通过小夜灯的香薰作用可以缓解骨科术后患者的焦虑、促进睡眠,通过柔和的夜间照明模式保障患者起夜的安全。

(七)窗帘

建议使用遮光效果好的窗帘,窗帘的末端距离地面为 10～20 cm,不建议使用拖地窗帘,不仅会增加拖地时的难度,还会增加摔倒的风险。如果经济条件允许,可以使用电动窗帘,使用起来更加方便快捷。

(八) 楼梯

　　如果室内有楼梯的话,建议楼梯靠墙侧安装扶手,楼梯每个台阶贴上防滑警示贴,且颜色鲜艳为宜,可以减少摔倒、踏空等不良事件的发生。

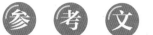

参 考 文 献

［1］于长隆.骨科康复学［M］.北京：人民卫生出版社,2010:387-389.

［2］王喜太,李立峰,季润,等.矫形器概论及震后辅具康复［M］.北京：中国社会出版社,2011.

［3］中华医学会骨质疏松和骨矿盐疾病分会.原发性骨质疏松症诊疗指南(2017)［J］.中华内分泌代谢杂志,2017,33(10):24.

［4］中华医学会骨质疏松和骨矿盐疾病分会骨与关节学组,中国医师协会骨科医师分会骨质疏松工作委员会.骨质疏松性骨折围手术期干预指南［J］.中华骨质疏松和骨矿盐疾病杂志,2018,11(5):11.

［5］中华医学会骨科学分会.中国骨科大手术静脉血栓栓塞症预防指南［J］.中华骨科杂志,2016,36(2):65-71.

［6］中华医学会骨科学分会青年骨质疏松学组中国医师协会急救复苏专业委员会创伤骨科与多发伤学组上海市中西医结合学会骨质疏松专业委员会.中国骨质疏松性骨折围手术期处理专家共识(2018)［J］.中国临床医学,2018,025(005):860-866,封3.

［7］中华医学会骨科学分会骨质疏松学组.骨质疏松性骨折诊疗指南［J］.中华骨科杂志,2017,37(1):1-10.

［8］中国心胸血管麻醉学会非心脏麻醉分会,中国医师协会心血管内科医师分会,中国心血管健康联盟.抗血栓药物围手术期管理多学科专家共识［J］.中华医学杂志,2020,100(39):3058-3074.

［9］中国残疾人辅助器具中心.肢体障碍辅助技术［M］.北京：华夏出版社,2022.

［10］孔丽珍,陈静.髋关节置换术后的注意事项［J］.家庭科技,2021(3):51-52.

［11］叶青,杜婉桃,朱少惠.药学干预对Ⅰ类切口手术抗菌药物应用情况的影响［J］.今日药学,2017,27(10):689-691.

［12］刘凤林,张太平.中国普通外科围手术期血栓预防与管理指南［J］.消化

肿瘤杂志(电子版),2016,8(02):57 - 62.

[13] 安德鲁·格林. AAOS骨科术后康复[M].王雪强,王于领,译.北京:北京科学技术出版社,2021:513.

[14] 李英,刘志刚,田文泰,等.241例四肢创伤术后感染的回顾性分析[J].中国实验诊断学,2019,23(6):1013 - 1016.

[15] 励建安,黄晓琳.康复医学[M].北京:人民卫生出版社,2016.

[16] 《抗菌药物临床应用指导原则》修订工作组.抗菌药物临床应用指导原则:2015年版[M].人民卫生出版社,2015.

[17] 吴在德,吴肇汉.外科学[M].7版.北京:人民卫生出版社,2010:751 - 753.

[18] 吴毅.住院医师规范化培训康复医学科示范案例[M].上海:上海交通大学出版社,2016:275.

[19] 邱爽,武晔,李莹丽,等.补肾活血通络法配合静态进展性牵伸治疗上肢骨折术后早期肘关节功能障碍疗效观察[J].现代中西医结合杂志,2022,31(4):520 - 524.

[20] 陈凛,陈亚进,董海龙,等.加速康复外科中国专家共识及路径管理指南[J].中国实用外科杂志,2018,38,(1):1 - 20.

[21] 季亚芹,王丽佳.病床高度对神经内科患者跌倒因素的影响[J].护理实践与研究,2016,13(17):49 - 50.

[22] 周宗科,翁习生,裴福兴,等.中国髋膝关节置换术加速康复-围手术期管理策略专家共识[J].中华骨与关节外科杂志,2016,9(1):1 - 9.

[23] 周振丽.谈无障碍环境设计[J].安徽建筑,2018,24(6):54 - 55.

[24] 周谋望,叶伟胜,茴立平.骨科术后康复指南手册[M].天津:科技翻译出版公司,2011:43 - 48.

[25] 钟俊,彭昊,李皓桓.骨科康复技巧[M].北京:人民军医出版社,2013.

[26] 徐强,李海燕,林云琴,等.胸腰椎骨折术后切口感染的相关危险因素及预防对策[J].中国医药,2016,11(5):708 - 711.

[27] 唐强,张安仁.临床康复学[M].北京:人民卫生出版社,2012,140 - 150.

[28] 黄晓琳,燕铁斌.康复医学[M].5版.北京:人民卫生出版社,2013.

[29] 董坤,郭锦丽,李佳慧.智能可穿戴设备在前交叉韧带重建病人居家康复中的应用效果[J].护理研究,2021,35(15):2776 - 2780.

[30] 翟吉良,翁习生,林进,等.初次人工全髋关节置换术后早期脱位原因分析及防治方法[J].实用骨科杂志,2010,16(10):3.

[31] 戴闽,帅浪.骨科运动康复[M].北京:人民卫生出版社,1970.

[32] ALFARGIENY R, BODAHAL Z, BENDARDAF R, et al. Nutritional status as a predictive marker for surgical site infection in total joint arthroplasty [J]. Avicenna J Med, 2015, 5:117 − 122.

[33] AMSTUTZ H C, THOMAS B T, JINNH R, et al. Treatment of primary osteoarthritis of the hip. A comparison of total joint and surface replacement arthroplasty [J]. J Bone Joint Surg Am, 1984, 66 (2):228 − 241.

[34] ANDERSEN L O, GAARN-LARSEN L, KRISTENSEN B B, et al. Subacute pain and function after fast-track hip and knee arthroplasty [J]. Anaesthesia, 2009, 64:508 − 513.

[35] AN K N, MORREY B F. Biomechanics of the elbow [M]//Morrey BE, ed. The elbow and its disorders. Philadelphia: WB Saunders, 1985:43 − 61.

[36] BAWA H S, WEICK J, DIRSCHL D R. Anti-osteoporotic therapy after fragility fracture lowers rate of subsequent fracture:analysis of a large population sample [J]. J Bone Joint Surg Am, 2015, 97(19): 1555 − 1562.

[37] BOSTMAN O, KIVILUOTO O, NIRHAMO J. Comminuted displaced fractures of the patella [J]. Injury, 1981, 13:196 − 202.

[38] BRUNNSTRÖM G, SÖRENSEN S, ALSTERSTAD K, et al. Quality of light and quality of life — the effect of lighting adaptation among people with low vision [J]. Ophthalmic Physiol Opt, 2004, 24(4): 274 − 280.

[39] BSTMAN O, KIVILUOTO O, NIRHAMO J. Comminuted displaced fractures of the patella [J]. Injury, 1981, 13(3):196 − 202.

[40] BSTMAN O, KIVILUOTO O, SANTAVIRTA S, et al. Fractures of the patella treated by operation [J]. Arch Orthop Trauma Surg, 1983, 102:78.

[41] CONSTANT C R, MURLEY A H. A clinical method of functional assessment of the shoulder [J]. Clin Orthop Relat Res, 1987, 214: 160 − 164.

[42] CROSBY L A, FITZGIBBONS T C. Open reduction and internal fixation of type Ⅱ intraarticular calcaneus fractures [J]. Foot Ankle Int, 1996, 17(5):253 − 258.

[43] GILRON I, CARR D B, DESJARDINS P J, et al. Current methods and challenges for acute pain clinical trials [J]. Pain Rep, 2018, 4 (3):e647.

[44] HARRIS W H. Traumatic arthritis of the hip after dislocation and acetabular fractures: treatment by mold arthroplasty. An end-result study using a new method of result evaluation [J]. J Bone Joint Surg Am, 1969,51(4):737 – 755.

[45] HEALY W, IORIO R, LEMOS M. Athletic activity after joint replacement. [J]. Am J Sports Med, 2001,29(3):377 – 388.

[46] HOULE T T, MILLER S, LANG J E, et al. Day-to-day experience in resolution of pain after surgery [J]. PAIN, 2017,158:2174 – 2154.

[47] HUNG L K, CHAN K M, CHOW Y N, et al. Fractured patella: operative treatment using the tension band principle [J]. Injury, 1985, 16(5):343 – 347.

[48] INSALL J N, DORR L D, SCOTT R D, et al. Rationale of the knee society clinical rating system [J]. Clin Orthop Relat Res, 1989,248: 13 – 14.

[49] JAIN N, LABARAN L, PHILLIPS F M, et al. Prevalence of osteoporosis treatment and its effect on post-operative complications, revision surgery and costs after multi-level spinal fusion [J]. Global Spine J, 2022,12(6):1119 – 1124.

[50] JAKIM I, PIETERSE H S, SWEET M B. External fixation for intra-articular fractures of the distal radius [J]. J Bone Joint Surg Br, 1991, 73(2):302 – 306.

[51] KEHLET H, DAHL J B. Anaesthesia, surgery, and challenges in postoperative recovery [J]. Lancet, 2003,362:1921 – 1928.

[52] KEHLET H, WILMORE D W. Evidence-based surgical care and the evolution of fast-track surgery [J]. Ann Surg, 2008,248(2):189 – 198.

[53] KEHLET H, WILMORE D W. Multimodal strategies to improve surgical outcome [J]. Am J Surg, 2002,183(6):630 – 641.

[54] KURBEGOVIC S, ANDERSEN J, KRENK L, et al. Delirium in fast-track colonic surgery [J]. Langenbecks Arch Surgery, 2015,400:513 – 516.

[55] LUSARDI M, PELLECCHIA G L, SCHULMAN M. Functional

performance in community living older adults [J]. J Geriatr Phys Ther, 2013,26(3):14 – 22.

[56] OLERUD C, MOLANDER H. A scoring scale for symptom evaluation after ankle fracture [J]. Arch Orthop Trauma Surg, 1984, 103 (3): 190 – 194.

[57] ONO K, EBARA S, FUJI T, et al. Myelopathy hand. New clinical signs of cervical cord damage [J]. J Bone Joint Surg Br, 1987,69(2): 215 – 219.

[58] PETERSEN P B, JORGENSEN C C, KEHLET H. Delirium after fast-track hip and knee arthroplasty-a cohort study of 6331 elderly patients [J]. Acta Anaesthesiol Scand, 2017,61:767 – 772.

[59] RASMUSSEN P S. Tibial condylar fractures. Impairment of knee joint stability as an indication for surgical treatment [J]. J Bone Joint Surg Am, 1973,55:1331 – 1350.

[60] RITTER M, HARTY L D, DAVIS K E, et al. Predicting range of motion after total knee arthroplasty: clustering log-linear regression, and regression tree analysis [J]. J Bone Joint Surg, 2014,85A(7):1278 – 1285.

[61] TEMPLEMAN D, GOULET J, DUWELIUS P J, et al. Internal fixation of displaced fractures of the sacrum [J]. Clin Orthop Relat Res, 1996,329:180 – 185.

[62] TOYONE T, TAKAHASHI K, KITAHARA H, et al, Visualisation of symptomatic nerve roots. Prospective study of contrast-enhanced MRI in patients with lumbar disc herniation [J]. J Bone Joint Surg Br, 1993,75(4):529 – 533.

[63] UENG R S, CHEN M C, SHYU Y L. Effects of a diabetes mellitus-specific care intervention and home environment among older adults following hip fracture surgery [published online ahead of print] [J]. Exp Gerontol, 2022,112032.

附 录

扫描下方的二维码,观看视频。

▲ 手指疼痛突然卡压,当心腱鞘炎

▲ 你的膝关节还好吗

▲ 肌少症的事,你知道多少

图书在版编目(CIP)数据

常见骨科术后康复手册/戚少华,张键,邹方明主编.—上海:复旦大学出版社,2024.6
ISBN 978-7-309-17485-4

Ⅰ.①常⋯　Ⅱ.①戚⋯　②张⋯　③邹⋯　Ⅲ.①骨疾病-外科手术-康复-手册　Ⅳ.①
R680.9-62

中国国家版本馆 CIP 数据核字(2024)第 111020 号

常见骨科术后康复手册
戚少华　张　键　邹方明　主编
责任编辑/王　瀛

复旦大学出版社有限公司出版发行
上海市国权路 579 号　邮编:200433
网址:fupnet@ fudanpress. com　http://www. fudanpress. com
门市零售:86-21-65102580　　团体订购:86-21-65104505
出版部电话:86-21-65642845
上海盛通时代印刷有限公司

开本 890 毫米×1240 毫米　1/32　印张 7.5　字数 168 千字
2024 年 6 月第 1 版
2024 年 6 月第 1 版第 1 次印刷

ISBN 978-7-309-17485-4/R·2101
定价:88.00 元